Renate Jäckle, Renate Schrader, Axel Hirsch, Manfred Dreyer

Gut leben mit Typ-1-Diabetes

Renate Jäckle
Renate Schrader
Axel Hirsch
Manfred Dreyer

Gut leben mit Typ-1-Diabetes

Arbeitsbuch zur Basis-Bolus-Therapie

8., überarbeitete Auflage

Unter Mitarbeit von Katharina Gaede, Gabi Jakob-Jensen, Falk Kunigk

ELSEVIER
URBAN & FISCHER
URBAN & FISCHER München

Zuschriften und Kritik an:
Elsevier GmbH, Urban & Fischer Verlag, Hackerbrücke 6, 80335 München

Renate Schrader, Diabetesberaterin DDG, Asklepios Westklinikum Hamburg,
Zentrum für Innere Medizin/Diabetologie, Suurheid 20, 22559 Hamburg

Wichtiger Hinweis für den Benutzer
Die Erkenntnisse in der Medizin unterliegen laufendem Wandel durch Forschung und klinische Erfahrungen. Herausgeber und Autoren dieses Werkes haben große Sorgfalt darauf verwendet, dass die in diesem Werk gemachten therapeutischen Angaben (insbesondere hinsichtlich Indikation, Dosierung und unerwünschter Wirkungen) dem derzeitigen Wissensstand entsprechen. Das entbindet den Nutzer dieses Werkes aber nicht von der Verpflichtung, anhand weiterer schriftlicher Informationsquellen zu überprüfen, ob die dort gemachten Angaben von denen in diesem Werk abweichen und seine Verordnung in eigener Verantwortung zu treffen.

Für die Vollständigkeit und Auswahl der aufgeführten Medikamente übernimmt der Verlag keine Gewähr.
Geschützte Warennamen (Warenzeichen) werden in der Regel besonders kenntlich gemacht (®). Aus dem Fehlen eines solchen Hinweises kann jedoch nicht automatisch geschlossen werden, dass es sich um einen freien Warennamen handelt.

Bibliografische Information der Deutschen Nationalbibliothek
Die Deutsche Nationalbibliothek verzeichnet diese Publikation in der Deutschen Nationalbibliografie; detaillierte bibliografische Daten sind im Internet über http://www.d-nb.de abrufbar.

8., überarbeitete Auflage 2014

Der Urban & Fischer Verlag ist ein Imprint der Elsevier GmbH.

15 16 17 18 5 4 3 2

Um den Textfluss nicht zu stören, wurde bei Patienten und Berufsbezeichnungen die grammatikalisch maskuline Form gewählt. Selbstverständlich sind in diesen Fällen immer Frauen und Männer gemeint.

Planung: Hilke Nüssler, München
Lektorat: Alexander Gattnarzik, München
Redaktion: Janin Schroth, München
Herstellung: Ulrike Schmidt, München; Ute Landwehr-Heldt, Bremen
Satz: abavo GmbH, Buchloe/Deutschland; TnQ, Chennai/indien
Druck und Bindung: Dimograf, Bielsko-Biała/Polen
Umschlaggestaltung: SpieszDesign, Büro für Gestaltung, Neu-Ulm
Titelfotografie: istockphoto.com/Horsche

ISBN Print 978-3-437-45757-9
ISBN e-Book 978-3-437-16820-8
Aktuelle Informationen finden Sie im Internet unter **www.elsevier.de** und **www.elsevier.com**

Vorwort zur achten Auflage

Liebe Diabetiker und Diabetikerinnen,
dürfen wir Sie so ansprechen? Sie haben ja nicht nur den Diabetes als wesentliches Merkmal, und Sie sind vielleicht nicht damit einverstanden, in eine solche Schublade gesteckt zu werden. Manchmal erlauben wir uns trotzdem, Sie in diesem Buch als Diabetiker anzusprechen, wenn es uns sprachlich einfacher erschien. Dafür bitten wir Sie um Nachsicht.

Dieses Buch ist ursprünglich entstanden als Begleitmaterial zur strukturierten Diabetesbehandlung für Typ-1-Diabetiker im Krankenhaus Bethanien in Hamburg. Im Juli 2006 ist Prof. Dreyer mit dem Team der Diabetesstation 7 in das Asklepios Westklinikum Hamburg umgezogen. Viele ehemalige und jetzige Mitglieder des Diabetesteams haben an diesem Buch mitgearbeitet: durch Verfassen von Texten, Beschaffen von Material, vor allem durch wiederholte Diskussionen und Überarbeitungen. Es war nicht immer einfach, alle Meinungen „unter einen Hut" zu bekommen, weil es für viele Probleme verschiedene Lösungen gibt. Dabei haben wir uns bemüht, alle wichtigen wissenschaftlichen Erkenntnisse zur Diabetestherapie einzubeziehen.

Wir haben unser Material so gestaltet, dass es auch von den Betroffenen genutzt werden kann, die (noch) an keiner Schulung teilnehmen konnten oder wollten. Man kann sich für den Umgang mit dem Diabetes vieles allein erarbeiten. Dennoch möchten wir allen ans Herz legen, ihr Wissen und ihre praktischen Fertigkeiten für das Leben mit dem Diabetes in einer strukturierten ein- bis zweiwöchigen Diabetesschulung in einer Gruppe gemeinsam zu erarbeiten und zu vertiefen. Im Alleingang gibt es viel mehr Missverständnisse, und es ist kaum möglich, auf sich selbst gestellt verschiedene Strategien der Insulintherapie, der Selbstkontrolle oder Injektionshilfen auszuprobieren, um eine begründete Entscheidung für sich treffen zu können.

Wenn Ihr Diabetes gerade erst entdeckt wurde, ist eine Schulung besonders wichtig, um nicht die Fehler, die man am Anfang in der Selbstbehandlung leicht macht, allzu lange beizubehalten. Gerade für den Neuling ist der Diabetes nicht einfach zu verstehen, und er erscheint ihm eher als ein Riesenberg. Daher ist es so wichtig, sich für das Lernen Zeit zu geben und so lange nachzufragen, bis man es wirklich verstanden hat. Stellen Sie die „dümmsten" Fragen, machen Sie alle Fehler, die für Ihr Lernen wichtig sind, und achten Sie darauf, wie der Berg nach und nach kleiner wird.

Wir bieten Ihnen zu den wichtigsten Abschnitten „Lernkontrollen" an – jeweils zwei bis zehn Fragen – mit denen Sie prüfen können, ob Sie die Inhalte richtig verstanden haben. Wenn mehrere Antworten vorgegeben sind, kreuzen Sie an, was Sie für richtig halten. Oft sind mehrere Antworten gleichzeitig richtig. Wenn nichts vorgegeben ist, sollen Sie selbst eine Antwort formulieren. Tun Sie es am besten schriftlich und vergleichen Sie es dann mit unseren Lösungen im Anhang.

Die eigene Entscheidung ist der Dreh- und Angelpunkt jeder Insulintherapie. Dabei soll die Therapie über lange Zeit gelingen und die Lebensqualität nicht unnötig einschränken. Viele Schulungsstationen und Ärzte sind dazu übergegangen, die Insulintherapie mit den Betroffenen nach deren Bedürfnissen zu gestalten. Die Idee des „Empowerment" breitet sich aus: Wer selbst weiß, was er will, und wer sich für seine Interessen einsetzt, hat mehr vom Leben! Dies gilt auch in Bezug auf den Diabetes! Wir wünschen Ihnen auf diesem Weg viel Erfolg.

Dieses Buch geht aus vom Schema der „Basis-Bolus-Therapie" (BBT). Sie ist auch unter dem Namen „intensivierte Insulintherapie" (ICT) bekannt. Diese Therapie gilt heute allgemein als Standardtherapie für Menschen mit Typ-1-Diabetes. Immer mehr Menschen mit Typ-2-Diabetes entscheiden sich ebenfalls dafür. Sie erlaubt es Ihnen, in (fast) jeder Alltagssituation Ihren Blutzucker selbst wieder in den Normalbereich zu bringen. Das ist der größte Vorteil, denn es schützt Sie vor diabetesbedingten Folgeerkrankungen oder vor deren Verschlimmerung. Gleichzeitig gibt Ihnen die Therapie die Chance, wieder fast normal zu leben, d. h.

- wieder spontaner zu entscheiden,
- fast alles und zu unregelmäßigen Zeiten essen zu können,
- Sport zu treiben, wenn Sie es wollen und
- überall Urlaub zu machen.

Wer mit dieser Therapie gut zu leben lernt, möchte sie nicht mehr missen. Der Preis, den Sie dafür zahlen, ist die mehrfache Selbstkontrolle des Blutzuckers (das sollte jeder Typ-1-Diabetiker sowieso tun) und die mehrfache Insulininjektion (4–5 × täglich). Unsere bisherigen Erfahrungen zeigen, dass etwa 80 % der bei uns geschulten Diabetiker diese Therapie annehmen und von sich aus an ihr festhalten. Die Therapie wird schnell zur Routine, und man braucht pro Tag vielleicht 20 Minuten dafür. Falls Sie sich jetzt noch nicht für diese Therapie entscheiden wollen: Viele Abschnitte des Buches sind für alle Menschen mit Typ-1-Diabetes wichtig. Vielleicht bekommen Sie ja doch Lust, diese Insulintherapie auszuprobieren.

Jedes Schulungsteam entwickelt mit seiner Praxis seine eigene „Philosophie" der Diabetestherapie. Das betrifft z. B. das bevorzugte Insulinschema, die Berechnung der für eine Kohlenhydrateinheit notwendigen Insulindosis, den Umgang mit Zwischenmahlzeiten und vieles andere mehr. Wir haben mit unseren Empfehlungen bisher gute Erfahrungen gemacht. Wir haben sie, auch mit Hilfe unserer Schulungsteilnehmer, immer wieder verändert, um möglichst vielen Betroffenen gerecht zu werden. Aber es gibt auch andere Möglichkeiten, dieselben Ziele zu erreichen. Wir laden Sie dazu ein, unsere Empfehlungen durch eigenes Handeln zu erproben und dann selbst zu entscheiden, ob sie Ihnen helfen.

Diese achte Auflage haben wir erneut überarbeitet, um zwischenzeitliche Erneuerungen und Veränderungen zu berücksichtigen. Auch Leser gaben uns Anregungen zu notwendigen Veränderungen. So standen wir wieder vor der Frage, die Blutzuckerwerte parallel in mmol/l anzugeben. Dieser Leserwunsch ist berechtigt. Wir haben uns dennoch dagegen entschieden, weil es viele Textstellen unübersichtlicher gemacht hätte. Daher haben wir die Umrechnungstabelle auf der hinteren Innenklappe beibehalten, um den an mmol/l gewohnten Lesern das Umrechnen beim Lesen zu erleichtern.

Ein besonderer Dank gilt Wolfgang Schütt (Eckernförde), der uns wieder bei der Überarbeitung der sozialrechtlichen Aspekte des Diabetes unterstützt hat. Christiane Krings half uns, das Kapitel „Schwangerschaft und Empfängnisverhütung" auf den neuesten Stand zu bringen. Andreas Klinge fotografierte für uns einige Abbildungen neu (Pens, Blutzuckermessgeräte, Insulinpumpen, geeignete KE bei Unterzuckerung).

Bei der Überarbeitung der 5. und 6. Auflage hat uns vor allem Gabriela Erni geholfen. An den früheren Auflagen arbeiteten auch Angelika Engel, Christa Heidsieck-Hess, Gudrun Michels, Matthias Pein und Regina Studtfeld mit.

Wir freuen uns, dass unser Buch von vielen Betroffenen geschätzt wird, und wir möchten Sie ermutigen, uns weiterhin als kritische Leser zu begleiten.

Hamburg, im November 2013

In den unterschiedlichen Kästen finden Sie:

▼ Regeln und Empfehlungen

! Achtung! Warnhinweise und wichtige Informationen

Tipps und Anregungen

Wichtige zusätzliche Infos

Ich teste mich selbst

Fragen zum Thema stehen am Ende vieler Abschnitte.
Hier haben Sie die Möglichkeit, Ihr Wissen zum eben besprochenen Thema zu testen. Die korrekten Antworten finden Sie im Anhang, ➤ 20.1.
Die Umrechnungstabelle mmol/l ↔ mg/dl befindet sich in der Umschlagklappe hinten.

Bildnachweis

Der Verweis auf die jeweilige Abbildungsquelle befindet sich bei allen Abbildungen im Werk am Ende des Legendentextes in eckigen Klammern.

G009	Kirchheim Verlag, Mainz
J787	Colourbox.com
J787–007	Colourbox.com/Monkey Business Images
J787–008	Colourbox.com/Jakub Pavlinec
K337	Gabi Wysocki, Hamburg
K338	Dr. Andreas Klinge, Hamburg
L157	Susanne Adler, Lübeck
M627	Renate Jäckle, Hamburg
M628	Renate Schrader, Ellerau
M629	Prof. Manfred Dreyer, Hamburg

Abkürzungen

BBT	Basis-Bolus-Therapie
BZ	Blutzucker
CT	konventionelle Insulintherapie mit zwei Spritzen täglich
CGM	kontinuierliches Glukosemonitoring
DDG	Deutsche Diabetes-Gesellschaft (Ärzte/Ärztinnen und andere Diabetesfachleute)
DDB	Deutscher Diabetiker Bund (Betroffene)
DGE	Deutsche Gesellschaft für Ernährung
E oder IE	internationale Insulineinheiten
EBM	Evidence-Based Medicine (Medizin aufgrund geprüfter Studien)
GdB	Grad der Behinderung im Schwerbehindertenrecht
H	Bezeichnung für „Human" im Markennamen von Insulinen
Hb	Hämoglobin, roter Blutfarbstoff
HbA1c	glykosiliertes Hämoglobin, Maß für die Qualität der Stoffwechseleinstellung über 8–12 Wochen
IDAA	International Diabetic Athletes Association, Internationale Vereinigung von sportinteressierten Menschen mit Diabetes mit deutscher Sektion
KE	Kohlenhydrateinheit = 10 g Kohlenhydrate
KH	Kohlenhydrate
mg/dl	Milligramm pro Deziliter, Maßeinheit für den Blutzucker
mmol/l	Millimol pro Liter, Maßeinheit für den Blutzucker
NI	Normalinsulin (früher „Altinsulin")
NPH	Neutrales Protamin Hagedorn, Verzögerungsstoff im NPH-Insulin
pp-Wert	postprandialer Blutzuckerwert (Wert 1–2 Stunden nach dem Essen, innerhalb der Bolusinsulin-Wirkung)
U-100, U-40	Konzentration des Insulins in Fläschchen oder Patronen; U-100 heißt: Es sind 100 internationale Insulineinheiten in einem Milliliter Flüssigkeit
VI	Verzögerungsinsulin

Inhaltsverzeichnis

KAPITEL

1 Leben lernen mit Diabetes

Diabetes ist für jeden Menschen eine Herausforderung, die in verschiedenen Lebensabschnitten und Situationen ganz unterschiedlich empfunden werden kann: als schwere Belastung, als ein lästiges Übel oder als ein Anreiz, Probleme anzupacken und zu meistern. Fast niemandem gelingt es, den Diabetes Jahr für Jahr „locker" zu nehmen und beständig und gewissenhaft im Alltag zu berücksichtigen. Das ist genauso wie bei anderen Belastungen, die man einmal besser, einmal schlechter erträgt.

Das Leben mit dem Diabetes betrifft Körper und Seele gleichermaßen. Er ist zunächst einmal eine körperliche Erkrankung, die den Körper in Unordnung bringt. Mit guter Therapie lassen sich viele dieser Störungen verringern oder sogar ganz vermeiden. Wie man den Diabetes erlebt, welche Gefühle und Gedanken er auslöst, welche Ängste und Unsicherheit, welche Trauer, welche Hoffnungen und welche Erfolgs- und Misserfolgserlebnisse mit der Therapie einhergehen – das ist die seelische Seite des Diabetes. Diabetes ist eine Belastung und eine Herausforderung, die Menschen unterschiedlich bewältigen. Die meisten gewöhnen sich an den Diabetes und kommen damit zurecht, manche mobilisieren neue Lebensenergie, andere verzagen oder werden sogar psychisch krank dabei. Menschen, die schon vor dem Diabetes seelische Probleme hatten, leiden oft mehr unter dem Diabetes als andere.

Es ist immer eine Entscheidung für jeden Einzelnen, wie viel er überhaupt und jeden Tag neu für seinen Diabetes tun will, welchen Platz er ihm in seinem Leben zuweist. Manchmal gibt es Dinge, die so viel wichtiger sind, dass der Diabetes in den Hintergrund tritt.

Wenn Ihr Diabetes gerade erst entdeckt wurde, wissen Sie vielleicht noch gar nicht, ob und wie Sie das alles bewältigen können. Das geht vielen so, und meist wundern sie sich im Rückblick, wieso ihnen das am Anfang so schwierig erschien. Manches am Diabetes ist kompliziert und es dauert schon seine Zeit, bis man alles versteht und vor allem, bis man sich auch an alle Veränderungen gewöhnt hat.

Je mehr man über Diabetes allgemein weiß, umso besser lernt man auch den eigenen Diabetes kennen und einzuschätzen. Damit vergrößern sich die Möglichkeiten, das Leben nach den eigenen Bedürfnissen zu gestalten, ohne den Diabetes zu vernachlässigen. Je mehr die alltägliche Diabetesbehandlung zur Routine wird, umso weniger Lebensenergie geht damit verloren, die man für andere Dinge benötigt. Es kann überraschend sein, wie sich manchmal neue Möglichkeiten ergeben.

Unser Buch vermittelt Ihnen Kenntnisse über grundlegende Zusammenhänge und gibt Empfehlungen, was Sie tun sollten, wenn Sie Ihren Diabetes gut behandeln wollen. Wir wissen, dass man nicht immer alles berücksichtigen kann. Sie entscheiden selbst, was Sie beachten können und wollen. Das kann Ihnen niemand abnehmen. Es gibt daher in unserem Text keine „Verbote", aber Hinweise auf Gefahren oder auf Dinge, die sich schlecht miteinander vereinbaren lassen.

Viele unserer Empfehlungen werden mit dem übereinstimmen, was Sie bisher über Diabetes gelernt haben. Bei anderen Empfehlungen werden Sie sich eventuell wundern, weil Sie es anders kennen. Keiner hat beim Diabetes die Weisheit gepachtet. Alle Therapievorschläge sind Versuche, das, was man bisher durch wissenschaftliche Forschung über Diabetes weiß, in den Alltag umzusetzen. Es gibt oft verschiedene Möglichkeiten, und durch neue Forschungsergebnisse sind diese Empfehlungen einem ständigen Wandel ausgesetzt.

Niemand mit einer chronischen Krankheit sollte jahrein, jahraus nach denselben Regeln leben. Achten Sie darauf, welche neuen Erkenntnisse es gibt, und probieren Sie selbst aus, wie Sie diese in Ihr Leben mit dem Diabetes einbeziehen können.

Schließlich gibt es bei jedem Diabetes viele Besonderheiten, die man nur selbst und im Gespräch mit anderen herausfinden kann. Wer sich selbst gut beobachtet und dabei ein wenig mit sich experimentiert, findet heraus, was bei seinem Diabetes speziell zu beachten ist. Es ist gut, wenn man dies immer wieder einmal überprüft, weil es sich auch ändern kann. Diabetes ist kein ständig gleich bleibender Defekt, sondern Teil des sich ständig verändernden Lebens. Gut mit dem Diabetes zu leben, bedeutet auch, sich immer wieder neu auf ihn einzulassen, das Wissen aufzufrischen, Einfallsreichtum zu entwickeln und Neues auszuprobieren. Dabei wünschen wir Ihnen Kraft, Ausdauer und Erfolg.

KAPITEL

2 Was ist Diabetes?

Der Begriff Diabetes mellitus bedeutet „honigsüßer Durchfluss“. Das weist auf ein seit Jahrhunderten bekanntes Anzeichen dieser Erkrankung hin: die Zuckerausscheidung im Urin bei erhöhten Blutzuckerwerten. Umgangssprachlich bezeichnet man den Diabetes mellitus als Zuckerkrankheit. Ihr liegt eine Stoffwechselstörung zugrunde, die hauptsächlich die Blutzuckerregulation betrifft.

Diabetes ist eine Volkskrankheit. In Deutschland sind heute ca. 9 % der Bevölkerung an Diabetes erkrankt. Die Häufigkeit der Diabeteserkrankungen nimmt weltweit stetig zu. Besonders stark nimmt die Zahl der Typ-2-Diabetiker zu, die bereits jetzt über 90 % der Betroffenen stellen. Etwa 5 % haben einen Typ-1-Diabetes, das entspricht ungefähr 300.000 Menschen für Deutschland.

2.1 Insulin senkt den Blutzucker

Die wichtigste Rolle in der Blutzuckerregulation spielt das Hormon Insulin. Es wird in den Inselzellen der Bauchspeicheldrüse gebildet (➤ Abb. 2.1). Beim Menschen ohne Diabetes schüttet die Bauchspeicheldrüse über ein feines Mess- und Regelsystem nach jeder Mahlzeit blitzschnell immer genau die richtige Menge Insulin aus.

Die einzelnen Schritte der Insulinwirkung kann man vereinfacht folgendermaßen beschreiben:

Aus der Nahrung gelangen Kohlenhydrate (z. B. aus Obst, Brot, Kartoffeln, Nudeln, Reis) in den Verdauungstrakt und werden dort zu Traubenzucker (Glukose) abgebaut. Die Glukose gelangt über die Darmwand ins Blut und wird als Nährstoff den Körperzellen zugeführt. Glukose kann jedoch nur in die Zellen geschleust werden, wenn Insulin vorhanden ist. Man kann also sagen, dass Insulin wie ein Schlüssel die Zellen für die Glukose „aufschließt". Steht Insulin nicht in ausreichender Menge zur Verfügung oder ist – wie bei vielen Menschen mit Typ-2-Diabetes – die Insulinwirkung gestört, sammelt sich die Glukose im Blut, und der Blutzuckerspiegel steigt an.

Insulin sorgt auch dafür, dass die überschüssige Glukose als Energiespeicher einerseits zu Speicherzucker (Glykogen) in Muskeln und Leber, andererseits zu Fettgewebe umgewandelt werden kann. Auch wenn keine Nahrung aufgenommen wird, ist die Energieversorgung der Zellen gewährleistet, weil die Leber Zucker neu bildet und auch aus den Glykogenspeichern freisetzt. Sind die Glykogenspeicher leer, wird das Fettgewebe zur Energiegewinnung herangezogen.

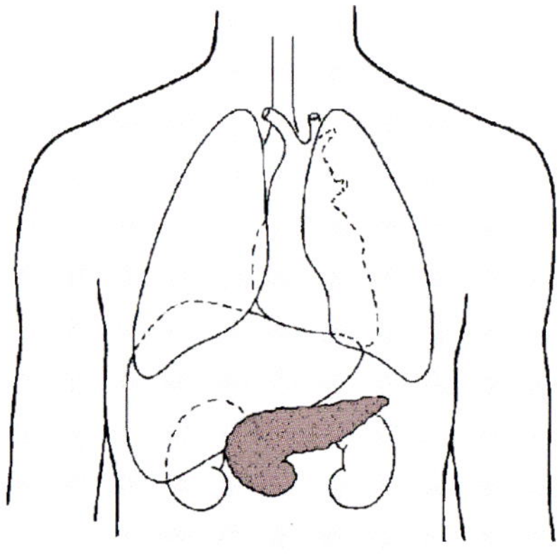

Abb. 2.1 Lage der Bauchspeicheldrüse. [L157]

Nach einer Mahlzeit sorgt das Insulin dafür, dass die Zuckerproduktion der Leber genauso wie der Abbau von Fettgewebe gehemmt werden, da keine zusätzliche Energie aus den Speichern benötigt wird.

2.2 Typ-2-Diabetes – metabolisches Syndrom

Beim Menschen mit Typ-2-Diabetes liegt eine Kombination aus einer gestörten Insulinwirkung (Insulinresistenz) und einer verringerten Insulinproduktion vor. Typ-2-Diabetes tritt häufig zusammen mit Übergewicht, einem Bluthochdruck und einer Fettstoffwechselstörung auf (z. B. erhöhte Cholesterinwerte). Dieses gemeinsame Auftreten wird als „metabolisches Syndrom" bezeichnet. Es erhöht das Risiko für einen Herzinfarkt oder Schlaganfall.

Typ-2-Diabetes tritt häufig nach dem 40. Lebensjahr auf. Früher war deshalb die Bezeichnung „Altersdiabetes" gebräuchlich. Die Veranlagung wird vererbt. Hat ein Elternteil Diabetes, liegt die Wahrscheinlichkeit bei ca. 30–40 %, diese Erkrankung selbst zu bekommen. Sind beide betroffen, liegt sie bei ca. 70 %. Der Lebensstil in unserer Zeit mit reichlichem Nahrungsangebot und Bewegungsmangel begünstigt die Entstehung dieser Diabetesform. Deshalb nimmt die Erkrankungshäufigkeit stetig zu. Außerdem tritt Typ-2-Diabetes bei immer jüngeren Menschen auf, sogar bei Kindern.

Vermehrte Bewegung und eine Gewichtsreduktion bei Übergewicht können das Auftreten eines Diabetes bei Personen mit Diabetesveranlagung verhindern oder verzögern. Für Menschen mit Diabetes ist eine solche Änderung des Lebensstils eine wichtige Grundlage der Behandlung – auch weil sie sämtliche weitere Faktoren des metabolischen Syndroms günstig beeinflusst. Bei manchen Diabetikern kann so eine Zeitlang die Einnahme von blutzuckersenkenden Medikamenten vermieden werden.

Vielen Menschen ist eine so einschneidende Änderung des Lebensstils nicht möglich, bei anderen lässt die Wirksamkeit nach einiger Zeit nach. Es ist dann eine medikamentöse Behandlung erforderlich.

Heutzutage gilt der Wirkstoff Metformin bei Typ-2-Diabetikern als Therapie der Wahl. Metformin führt nicht zu einer Gewichtszunahme, es senkt das Risiko für Herzinfarkte und Schlaganfälle und kann mit allen anderen Therapieformen kombiniert werden.

Für eine gute Stoffwechseleinstellung wird im Laufe der Jahre meistens eine Kombination blutzuckersenkender Medikamente oder das Spritzen von Insulin erforderlich. Die früher häufig vertretene Ansicht, eine frühzeitige Insulintherapie schade den Betroffenen, kann heute als widerlegt gelten. Immer mehr Typ-2-Diabetiker entscheiden sich für eine flexible Insulintherapie. Die in diesem Buch beschriebene Behandlungsform ist mit kleineren Abweichungen (geringerer Basisbedarf, eventuell Kombination mit Metformin) auch für Typ-2-Diabetiker gut geeignet.

2.3 Typ-1-Diabetes: eine Autoimmunerkrankung

Typ-1-Diabetes tritt häufig im Kindes- und Jugendalter auf. Er wurde deshalb auch als jugendlicher Diabetes bezeichnet. Dieser Diabetestyp kann jedoch in jedem Lebensalter auftreten. Es entwickelt sich in kurzer Zeit ein vollständiger Mangel an Insulin.

Man weiß heute, dass die insulinproduzierenden Zellen der Bauchspeicheldrüse durch das körpereigene Abwehrsystem – das Immunsystem – zerstört werden. So lassen sich bei 90 % aller frisch entdeckten Typ-1-Diabetiker Antikörper gegen die Inselzellen oder auch gegen das körpereigene Insulin finden. Außerdem hat man bei den Erkrankten spezielle Abwehrzellen sowie Zeichen einer Entzündung im Bauchspeicheldrüsengewebe gefunden.

Dass das Immunsystem derart selbstzerstörend reagiert, liegt z. T. an den Erbanlagen (Faktoren im HLA-System). Was als Auslösemechanismus für die Erkrankung in Frage kommt, ist noch weitgehend ungeklärt. Man vermutet z. B. Infekte oder Umweltgifte.

Die Bildung der o. g. Antikörper geht der Erkrankung oft voraus. Der eigentliche Zerstörungsprozess an den insulinproduzierenden Zellen verläuft dann innerhalb von Wochen bis Monaten. Typische Krankheitszeichen treten erst auf, wenn nur noch ca. 20 % des insulinproduzierenden Gewebes aktiv sind.

2.3.1 Typ-1-Diabetes und Vererbung

Von 100 Kindern mit einem Typ-1-Diabetes bei einem Elternteil entwickeln ca. 95 diese Erkrankung nicht. Die Wahrscheinlichkeit, einen

Typ-1-Diabetes zu bekommen, liegt für die Kinder mit einem betroffenen Elternteil also ungefähr bei 5 %. Im Vergleich dazu beträgt das Risiko ohne elterliche Vorerkrankung 0,3 %. Wenn beide Elternteile einen Typ-1-Diabetes haben, beträgt die Wahrscheinlichkeit für das Kind ca. 40 %.

Jedes Paar muss für sich entscheiden, ob es mit dieser Wahrscheinlichkeit, dass die Kinder einen Typ-1-Diabetes entwickeln, leben kann. Dabei sollte man auch berücksichtigen, dass das Leben mit einem Typ-1-Diabetes heutzutage aufgrund flexiblerer Therapieformen wesentlich einfacher ist als früher.

2.4 Wie man einen Diabetes erkennt

Bei Insulinmangel des Körpers steigen die Blutzuckerwerte an und es entstehen charakteristische Anzeichen (Symptome). Sie können nicht nur bei neu entdecktem Diabetes auftreten, sondern sind auch typisch bei schlecht eingestelltem Blutzucker. Im Folgenden sind die wichtigsten Symptome aufgeführt. Es müssen aber nicht alle Anzeichen bei jedem Betroffenen auftreten. Die ersten Zeichen eines Typ-2-Diabetes sind in der Regel weniger deutlich, der Beginn schleichender.

Anzeichen und Folgen hoher Blutzuckerwerte

Ausscheiden großer Harnmengen, vermehrter Durst, Müdigkeit, Mattigkeit, Schlappheit, Antriebsarmut, Sehstörungen, Wadenkrämpfe, ungewollter Gewichtsverlust, Entzündungen der Haut, schlecht heilende Wunden, Infektionen der Harnwege und der Geschlechtsorgane.

2.4.1 Hoher Blutzucker und seine Auswirkungen

Hohe Blutzuckerwerte entstehen durch einen Insulinmangel oder eine abgeschwächte Wirkung des Insulins. Die Kohlenhydrate aus der Nahrung werden nicht richtig verwertet. Auch die Glukoseproduktion in der Leber und die Freisetzung in das Blut laufen ungehemmt ab. Gleichzeitig leiden die Körperzellen unter Energiemangel. Der Zucker im Blut gelangt nicht in die Körperzellen, da der „Schlüssel“ Insulin fehlt. Ab einer Blutzuckerhöhe von ca. 180 mg/dl tritt Glukose im Urin auf. Diesen Wert nennt man auch „Nierenschwelle" (➤ 4.4). Der Zucker bindet dabei Wasser, sodass die Urinmenge ansteigt, wodurch dem Körper viel Flüssigkeit verloren geht. Der Betroffene hat ständig großen Durst, obwohl er viel mehr trinkt als sonst. Durch den Verlust von Körperwasser und Mineralien kommt es u. a. zu Abgeschlagenheit und Müdigkeit. Der Flüssigkeitsverlust macht sich auch durch trockene, oft juckende Haut bemerkbar. Die Infektabwehr ist durch die schlechte Blutzuckerlage ebenfalls herabgesetzt, sodass Wunden schlechter heilen als sonst. Besteht der erhöhte Blutzucker über einen längeren Zeitraum, führen der Wasserverlust und der Abbau von Muskel- und Fettgewebe häufig zu einem beträchtlichen Gewichtsverlust.

2.5 Ketoazidose und diabetisches Koma

Bei lang anhaltendem oder völligem Insulinmangel besteht die Gefahr einer schweren Stoffwechselentgleisung mit Übersäuerung des Blutes (Ketoazidose). Diese Folge des absoluten Insulinmangels bei Typ-1-Diabetes kann nicht nur bei Erkrankungsbeginn entstehen, auch ein langjähriger Diabetiker kann bei ansonsten guter Therapie in diese Situation kommen (➤ 9).

Damit jeder Diabetiker diese Stoffwechselentgleisung frühzeitig behandeln kann, muss er die Symptome kennen. Zusätzlich zu den bereits genannten Symptomen hoher Blutzuckerwerte (z. B. Durst, große Harnmengen, Kraftlosigkeit) können folgende Symptome auftreten:

Anzeichen einer Ketoazidose

Übelkeit, Erbrechen, Bauchschmerzen, Muskelschwere, Azetongeruch in der Atemluft, angestrengte und tiefe Atmung, Schläfrigkeit.

Bei der Ketoazidose sind in Blut und Urin viele Ketone nachweisbar (➤ 2.5.1), der Blutzucker ist hoch. Jetzt braucht der Körper Insulin und viel Flüssigkeit.

Wird der absolute Insulinmangel nicht rechtzeitig behandelt, droht das diabetische Koma (Zustand der Bewusstlosigkeit) und damit Lebensgefahr.

2.5.1 Ketoazidose – Übersäuerung des Körpers

Wenn Insulin fehlt, können die Körperzellen keine Energie aus Zucker gewinnen. Der Körper stellt den Stoffwechsel auf die Energiegewinnung aus gespeichertem Fett um. Es entstehen saure Fettabbauprodukte in großer Menge, die Ketone. Nur ein Teil wird über den Urin ausgeschieden. Der Rest bleibt im Körper und bewirkt eine Übersäuerung (Ketoazidose). Mit Hilfe von Teststreifen kann der Betroffene Ketone im Blut oder im Urin nachweisen. Bei Typ-2-Diabetes kommt es nur in Ausnahmesituationen, z. B. während einer schweren Infektion, zu einer Ketoazidose.

Die typischen Symptome der Ketoazidose wie Übelkeit, Erbrechen und Bauchschmerzen führen gelegentlich zu Fehldiagnosen. Der Körper versucht, die Übersäuerung durch eine beschleunigte und vertiefte Atmung auszugleichen. Der Betroffene empfindet schon bei kleinen Belastungen Atemnot. Durch die Anreicherung mit Ketonen erhält die Atemluft einen typischen obstartigen Geruch. Tritt Bewusstlosigkeit ein, spricht man von einem „diabetischen Koma". Die Behandlung ist in diesem Zustand nur auf einer Intensivstation im Krankenhaus möglich. Der Patient bekommt sofort Insulin, Flüssigkeit und Mineralstoffe.

Heute sind schwere Stoffwechselentgleisungen seltener geworden als vor 30 Jahren, weil Diabetiker mehr über ihre Erkrankung wissen und die Behandlung selbst viel kompetenter durchführen können. In Kapitel 9 finden Sie Informationen über die Behandlung der ketoazidotischen Stoffwechselentgleisung.

2.6 Bei Typ-1-Diabetes hilft nur Insulin

Nicht jeder Diabetes wird durch akute Symptome oder gar im diabetischen Koma entdeckt. Manchmal ist der Beginn schleichend mit weniger ausgeprägten Anzeichen und anfangs nur mäßig erhöhten Blutzuckerwerten. Trotzdem sollte sofort mit einer Insulintherapie begonnen werden. Man geht davon aus, dass so die autoimmune Zerstörung weiterer Inselzellen verlangsamt werden kann. So produziert der Körper länger selbst Insulin, und die Blutzuckerwerte bleiben dadurch stabiler.

2.6.1 Die Remissionsphase

Bei Krankheitsbeginn benötigen viele Diabetiker eine relativ hohe Insulindosis. Nach einiger Zeit reduziert sich häufig der Insulinbedarf. Manchmal werden eine Zeit lang nur noch wenige Einheiten benötigt. Durch die Insulinbehandlung haben sich die übrig gebliebenen Inselzellen erholt und können wieder besser arbeiten. Allerdings nur vorübergehend: Nach einigen Wochen oder Monaten muss die Insulinmenge wieder gesteigert werden, um gute Blutzuckerwerte zu erreichen. Die eigene Insulinproduktion nimmt dann immer mehr ab.

2.7 Ein wichtiges Ziel: den Blutzucker normalisieren

Durch die Diabetestherapie werden lästige Symptome und Akutkomplikationen vermieden. Zahlreiche Untersuchungen haben belegt, dass hohe Blutzuckerwerte darüber hinaus die Blutgefäße langfristig schädigen. Erfreulicherweise lässt sich aber auch belegen, dass eine gute Stoffwechseleinstellung die wichtigste Voraussetzung ist, Folgeerkrankungen an Augen, Nieren und Nerven zu vermeiden, hinauszuzögern oder bereits bestehende Schäden nicht schlimmer werden zu lassen.

2.7.1 Was normnahe Blutzuckereinstellung bedeutet

Die normnahe Blutzuckereinstellung orientiert sich an den Blutzuckerwerten eines Nichtdiabetikers.

Blutzuckerwerte eines Nichtdiabetikers

- vor dem Essen (präprandial) 60–99 mg/dl
- nach dem Essen (postprandial) bis 140 mg/dl

Umrechnungstabelle für mmol/l ➤ Innenklappe der hinteren Umschlagseite.

Die Insulintherapie soll den Blutzucker normalisieren, ohne den Betroffenen zu gefährden. Eine zu „stramme" Einstellung würde das

Risiko für schwere Unterzuckerungen (Hypoglykämien) erhöhen. Wir empfehlen im Normalfall, einen „Blutzucker-Zielwert" vor dem Essen von 100 mg/dl anzustreben. Es gibt aber auch Lebenssituationen, in denen andere Ziele sinnvoll sind. So müssen z. B. Schwangere noch niedrigere Blutzuckerwerte anstreben (➤ 13.1), und für Diabetiker mit Unterzuckerungsproblemen kann ein höherer Zielwert hilfreich sein (➤ 10.3.2). Besprechen Sie deshalb mit Ihrem Diabetesarzt oder Ihrem Schulungsteam Ihr individuelles Therapieziel.

2.8 Hohe Lebensqualität trotz Diabetes?

Die meisten Menschen mit neu entdecktem Diabetes wünschen sich, möglichst genauso weiterleben zu können wie bisher: z. B. zu essen, wann und wie viel sie wollen, im Beruf weiterhin leistungsfähig und anerkannt zu sein, unbeschwert in Urlaub zu fahren und Sport zu treiben, wann und wie immer sie wollen – und dabei gute Blutzuckerwerte zu haben.

Das klappt umso besser, je mehr der Betroffene Wissen und Fertigkeiten erwirbt, die er im Alltag einsetzen kann:

- die Stoffwechselselbstkontrollen
- eine flexible Insulintherapie
- die Fähigkeit, Kohlenhydrate in der Nahrung abzuschätzen
- die Fähigkeit, Körpersignale wahrzunehmen
- ein fundiertes Wissen über Diabetes.

Ich teste mich selbst

Fragen zum Thema „Was ist Diabetes?"

Antworten ➤ 20.1

1. Warum soll der Blutzucker normalisiert werden? Nennen Sie mindestens zwei Gründe.
2. Wie würden Sie jemandem, der nichts vom Diabetes weiß, die „Zuckerkrankheit" erklären?
3. Was sind Anzeichen einer Ketoazidose? Nennen Sie mindestens drei.
4. In welchem Organ wird Insulin produziert?
5. Welche Wirkung hat Insulin auf den Blutzucker?

6. Wie sind die Blutzuckerwerte eines Nichtdiabetikers vor dem Essen?
   a) 60–99 mg/dl
   b) 120–180 mg/dl
   c) 150–180 mg/dl
7. Welches Stoffwechselprodukt kann man bei einer drohenden Blutzuckerentgleisung (Ketoazidose) in Blut oder Urin nachweisen?
8. Was können Sie tun, um eine Blutzuckerentgleisung (Ketoazidose) zu verhindern?

KAPITEL

3 Der HbA1c-Wert

Der HbA1c-Wert, auch „Blutzuckergedächtnis" genannt, ist ein Blutwert, den Sie beim Hausarzt vierteljährlich bestimmen lassen sollten. Er gibt etwa den durchschnittlichen Blutzuckerwert der letzten 8–12 Wochen wieder. Je höher der Wert ausfällt, umso höher liegt langfristig Ihr Risiko für diabetesbedingte Folgeerkrankungen an den kleinen Gefäßen und Nerven (➤ 14). Der HbA1c-Wert gilt als der wichtigste Wert, um zu beurteilen, wie gut Ihre Diabetestherapie verläuft. Wie kommt dieser Wert zustande?

Bei jedem Menschen geht ein Teil des roten Blutfarbstoffs (Hämoglobin, abgekürzt Hb), der den Sauerstoff im Körper transportiert, eine feste Verbindung mit der Glukose im Blut ein. Diese Verbindung ist das HbA1c. Je höher der Blutzuckerspiegel ist, desto häufiger entstehen Bindungen zwischen Hämoglobin und Glukose. Sinkt der Blutzucker ab, lösen sich Bindungen wieder auf, die noch nicht stabil sind. Nach etwa 6 Stunden mit erhöhten Blutzuckerwerten werden diese Bindungen stabil und führen dann zu einem Anstieg des HbA1c. Bei Menschen ohne Diabetes liegt der HbA1c-Wert etwa zwischen 4 und 6 %. Blutkörperchen werden fortlaufend abgebaut und ersetzt, sodass der gesamte Bestand nach 8–12 Wochen weitgehend erneuert ist. Der aktuell gemessene HbA1c-Wert besteht aus stabilen Bindungen von Hämoglobin und Glukose, die sich in den 8–12 Wochen vorher gebildet haben.

> Kurzzeitig erhöhte Blutzuckerwerte (bis zu etwa 6 Stunden) erhöhen den HbA1c-Wert nur unwesentlich!

Es gibt verschiedene Messverfahren, die etwas unterschiedliche Grenzwerte für den HbA1c-Normalbereich angeben. Die genaue Obergrenze ist auf dem Computerausdruck des Labors zur Orientierung angegeben. Fragen Sie Ihren Arzt, wenn Ihnen die Grenzwerte des Labors unklar sind. Es gibt zwei verschiedene Maßeinheiten für den HbA1c-Wert: DCCT und IFCC. Die DCCT-Klassifikation gibt den Wert in Prozent an, die IFCC-Angabe in mmol/mol. Die Werte können mithilfe einer Formel umgerechnet werden. Auf vielen Laborausdrucken werden beide Maßeinheiten angegeben.

Bewertung der Ergebnisse

Zur Vermeidung diabetesbedingter Folgeerkrankungen ist es ausreichend, wenn Sie Ihren HbA1c etwa bei 7 bis 7,5 % halten (Leitlinie Typ-1-Diabetes der Deutschen Diabetes-Gesellschaft, 2011). Bei einem Wert von über 7,5 % sollten Sie die Therapie überprüfen und sich eventuell Hilfe bei Ihrem Diabetesteam holen. Stark erhöhte Werte bedeuten eine rasante Zunahme des Risikos für Folgeerkrankungen.

Die Normalisierung des HbA1c-Wertes bedeutet oft eine Zunahme von Unterzuckerungen. Unterzuckerungen sind unangenehm und können gefährlich werden. Normale HbA1c-Werte werden daher nur für die Schwangerschaft empfohlen, um die Entwicklungsrisiken für das werdende Kind gering zu halten (➤ 13.1).

Jeder Mensch mit Diabetes muss für sich entscheiden, welche HbA1c-Werte er anstrebt. Er wird dabei die Risiken berücksichtigen, die er vermeiden will. Dabei spielen verschiedene Aspekte eine Rolle: Was jemand bereit ist, für die Therapie zu tun; wie hoch der Anspruch an eine unbeeinträchtigte Lebensqualität ist; die Angst vor Folgeerkrankungen, aber auch vor Unterzuckerungen. Nicht immer sind normnahe HbA1c-Werte empfehlenswert, etwa bei Problemen mit Unterzuckerungen oder bei bestimmten Augenhintergrundveränderungen, bei denen erst nach erfolgter Lasertherapie die länger bestehende schlechte Stoffwechsellage normalisiert werden sollte (➤ 14.1). Viele Betroffene geben der Vermeidung von Folgeerkrankungen eine so hohe Priorität, dass sie alles tun, um niedrige HbA1c-Werte zu erreichen. Die Risiken von Unterzuckerungen werden dabei manchmal unterschätzt (➤ 10).

Tab. 3.1 Durchschnittliche Blutzuckerwerte und geschätzte HbA1c-Werte

Blutzuckerwert im Durchschnitt		**HbA1c (DCCT)**	**HbA1c (IFCC)**	**Blutzuckerwert im Durchschnitt**		**HbA1c (DCCT)**	**HbA1c (IFCC)**
mg/dl	mmol/l	%	mmol/mol	mg/dl	mmol/l	%	mmol/mol
65	3,5	4,0	*20*	240	13,5	9,0	*75*
100	5,5	5,0	*31*	275	15,5	10,0	*86*
135	7,5	6,0	*42*	310	17,5	11,0	*97*
170	9,5	7,0	*53*	345	19,5	12,0	*108*
205	11,5	8,0	*64*				

Die Schätzungen ergeben sich aus den Daten der DCCT-Studie nach einer Analyse von Rohlfing u. a. (Diabetes Care 25, 2002, 275–278). Die Umrechnung auf die HbA1c-Werte nach der Version der IFCC erfolgte nach der Formel: HbA1c (IFCC) [mmol/mol] = (HbA1c (DCCT) [%] – 2,15) × 10,929.

➤ Tab. 3.1 erlaubt Ihnen, grob abzuschätzen, wie hoch der HbA1c-Wert wahrscheinlich ausfallen wird, wenn die Blutzuckerwerte durchschnittlich in einer bestimmten Höhe liegen.

Ich teste mich selbst

Fragen zum Thema „Der HbA1c-Wert"

Antworten ➤ 20.1

1. Der HbA1c-Wert
   a) ist unwichtig, wenn man regelmäßig den Blutzucker testet.
   b) ist nur für den Arzt interessant.
   c) verändert sich durch jede Blutzuckerschwankung.
   d) zeigt, wie der Blutzucker die letzten 8–12 Wochen lag.
   e) sollte immer unter 6 % liegen.
2. Einen normalen HbA1c-Wert sollte man anstreben
   a) bei häufigen Unterzuckerungen.
   b) in der Schwangerschaft.
   c) bei schlechter Unterzuckerungswahrnehmung.
   d) immer.

KAPITEL

4 Die Stoffwechselselbstkontrolle

Die Stoffwechselselbstkontrolle ist Ihr wichtigstes Hilfsmittel bei der Steuerung des Blutzuckers. Sie gibt Ihnen Sicherheit, weil Sie Über- und Unterzuckerungen rechtzeitig erkennen können, und sie spiegelt wider, wie korrekt Ihre Insulinanpassung war.

Ihre wichtigsten Selbstkontrollen sind Blutzuckermessungen und das Testen des Urins oder des Blutes auf Ketone.

4.1 Die Blutzuckerselbstkontrolle

Bei der Blutzuckerselbstkontrolle misst man die Zuckerkonzentration im Blut in mg/dl oder mmol/l. Eine Umrechnungstabelle finden Sie in der Innenklappe der hinteren Umschlagseite. Die Messung lässt sich mit den heutigen Blutzuckermessgeräten leicht durchführen und gibt Ihnen Auskunft über die aktuelle Blutzuckerhöhe. In diesem Buch stellen wir Ihnen eine Behandlung des Diabetes vor, bei der Sie die jeweilige Insulindosis mit Hilfe des aktuellen Blutzuckerwertes anpassen können. Wir empfehlen vier Messungen am Tag: vor den Hauptmahlzeiten und vor dem Schlafengehen. In jeder unsicheren Situation, z. B. bei körperlicher Aktivität, auf Reisen und bei Krankheit, sollten Sie jedoch häufiger testen. Zur Überprüfung der Insulinwirkung nachts kann gelegentlich eine Nachtmessung erforderlich sein.

Bei Verdacht auf Unterzuckerung empfiehlt es sich, zuerst Traubenzucker zu essen und erst danach den Blutzucker zu messen (➤ 10.3).

4.1.1 Gewinnung des Blutstropfens

Für die schmerzarme Blutentnahme gibt es Stechhilfen mit spitzgeschliffenen Lanzetten und veränderbarer Einstichtiefe. Die Hersteller empfehlen das Wechseln der Lanzette nach jeder Benutzung. Praktisch sind Stechhilfen mit auswechselbaren Trommeln, die mehrere Lanzetten enthalten.

Entnehmen Sie sich das Blut seitlich aus der Fingerbeere, aus dem Ohrläppchen oder aus dem Handballen. Durch Massieren der Finger können Sie vorher die Durchblutung fördern. Waschen Sie sich vorher die Hände, falls sich Reste zuckerhaltiger Nahrungsmittel oder Creme am Finger befinden. Um die Finger zu entlasten, können auch Unterarme, Bauch und Oberschenkel zur Blutgewinnung benutzt werden. Studien zeigen aber, dass bei schnellem Blutzuckeranstieg oder Blutzuckerabfall die gemessenen Werte bis zu 20 Minuten „hinterherhinken" können. Bei einer Unterzuckerung mit einem am Finger gemessenen Blutzucker von 50 mg/dl kann zeitgleich am Arm noch ein Blutzucker von 100 mg/dl angezeigt werden. Um Ungenauigkeiten der Messergebnisse zu vermeiden, sollte zur Sicherheit bei Verdacht auf Unterzuckerung oder stark schwankenden Blutzuckerwerten die Messung am Finger, am Handballen oder am Ohr vorgenommen werden.

Seit Jahren hoffen alle Betroffenen auf eine Möglichkeit, den Blutzucker „unblutig" zu messen. Trotz Entwicklung einiger im Labor funktionierender Systeme konnte bislang kein alltagstaugliches Gerät angeboten werden (Stand 2013).

4.1.2 Blutzuckermessgeräte

Es stehen viele Messgeräte zur Auswahl (➤ Abb. 4.1). Sie arbeiten entweder nach dem photometrischen Verfahren (optische Messung) oder dem Biosensor-Verfahren (elektrische Spannungsmessung). Die Messzeiten liegen zwischen 3 und 10 Sekunden. Es wird überwiegend weniger als 1 Mikroliter Blut benötigt (kleiner Tropfen).

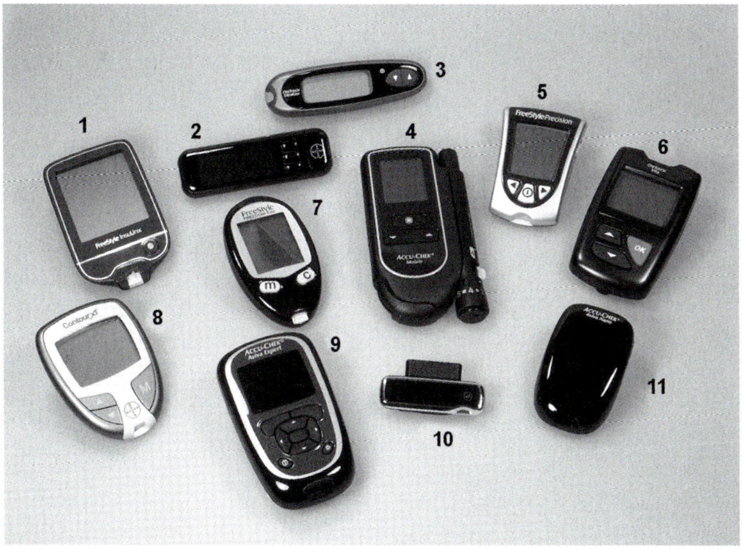

Abb. 4.1 Beispiele für Blutzuckermessgeräte [K338]
1 FreeStyle Insulinx (Abbott Diabetes Care)
2 Contour Next USB (Bayer Healthcare)
3 One Touch UltraEasy (Lifescan)
4 Accu-Check Mobile (Roche Diagnostics)
5 FreeStyle Precision (Abbott Diabetes Care) (BZ- und Ketonmessung)
6 OneTouch Vita (Lifescan)
7 Freestyle Freedom Lite (Abbott Diabetes Care)
8 Contour XT (Bayer Healthcare)
9 Accu-Check Aviva Expert (Roche Diagnostics)
10 iBGStar (MEDICALIMPEX/SANOFI)
11 Accu-Check Aviva Nano (Roche Diagnostics)

Bezüglich der Genauigkeit der Geräte müssen sich die Hersteller an die ISO-Norm (DIN EN ISO 15197) halten, deren Neufassung aus dem Jahr 2013 stammt. Sie besagt, dass 95 % der vom Gerät gemessenen Werte in folgendem Rahmen von dem Laborwert abweichen dürfen:

Unter einem Blutzucker von 100 mg/dl darf die Abweichung nicht mehr als ± 15 mg/dl betragen, bei Werten über 100 mg/dl darf die Abweichung nicht mehr als ± 15 % sein. Ist der Laborwert z. B. 60 mg/dl, darf der vom Testgerät gemessene Wert zwischen 45 und 75 mg/dl liegen. Bei einem Laborwert von 200 mg/dl darf der Testgerätwert zwischen 170 und 230 mg/dl sein. Überprüfen Sie regelmäßig bei Ihrem Arzt durch Parallelmessung mit einem Laborgerät, ob Ihr Gerät genau genug misst. Außerdem werden Kontrolllösungen zur Überprüfung der Genauigkeit angeboten. Alle Messgeräte haben einen Speicher für die gemessenen Werte und die dazugehörigen Daten. Sie können mithilfe geeigneter Software ausgelesen und analysiert werden. Einige

Messgeräte haben einen integrierten Bolusrechner. Mit ihm kann sich der Benutzer die Insulinmenge für die Mahlzeit und die Blutzuckerkorrektur vorschlagen lassen. Genauere Informationen können Sie den Geräteprospekten entnehmen, die Sie in Apotheken oder bei Diabetesversandhändlern erhalten.

Bitte führen Sie den Messvorgang korrekt durch (Geräteanweisung lesen). Beachten Sie die Hinweise des Herstellers zur Mindesttemperatur und zur maximalen Höhe im Gebirge, bis zu denen eine zuverlässige Messung garantiert wird.
Achtung: Wenn Ihnen ein Wert nicht plausibel erscheint, wiederholen Sie die Messung am Finger. Es ist generell wichtig, die Hände zu waschen und gut abzutrocknen.

!

Fehlerquellen bei der Blutzuckermessung

Es gibt verschiedene Ursachen für die Ungenauigkeit bei einer Blutzuckermessung:

- **unsaubere Finger/Hände:** Schmutz, Zucker, Obst, Saft, Limonade, Creme, Deo usw.
- **feuchte oder schweißige Finger/Hände:** Verdünnung des Blutstropfens führt zu falschen Werten.
- **Blutentnahme:** Ist der Blutstropfen zu klein, stechen Sie lieber erneut. Das Quetschen des Fingers schmerzt und führt u. U. zu Messungenauigkeiten. Wird der Teststreifen/Sensor nicht korrekt gefüllt, gibt das Gerät eine Fehlermeldung aus.
- **Messumgebung:** zu hohe oder zu niedrige Temperatur.
- **Teststreifen/Sensoren:** Teststreifen falsch eingeführt, Haltbarkeitsdatum abgelaufen, Kratzer oder mechanische Beschädigung, Schmutz, Teststreifenröhre offen gelassen (Luftfeuchtigkeit), Teststreifen bei extremer Temperatur gelagert.
- **Code:** Die eingegebene Codenummer im Blutzuckermessgerät stimmt nicht mit dem Code der Teststreifen überein bzw. der Codechip wurde nicht gewechselt.
- **falsches Gerät:** Sie habe ein Gerät erhalten, das eine für Sie ungeeignete Messskala verwendet (z. B. mmol/l statt mg/dl).
- **Das Blutzuckermessgerät beim Ablesen des Blutzuckers falsch herum gehalten:** Statt 66 wurde 99 abgelesen.

Einige der aufgeführten Ursachen werden von den Blutzuckermessgeräten als Fehler- oder Errormeldung angezeigt.

4.2 Kontinuierliche Glukosemessung (CGM)

Seit einigen Jahren stehen Systeme zur kontinuierlichen Messung der Glukose (CGM) zur Verfügung. Sie messen die Glukose mittels einer im Unterhautfettgewebe liegenden Nadel, die Verbindung zu einem Anzeigegerät hat. Mithilfe des aktuell angezeigten Wertes und zusätzlichen Richtungspfeilen, die die Tendenz des Blutzuckerverlaufs angeben, lassen sich z. B. absinkende Glukosewerte eher erkennen und damit Hypoglykämien besser vermeiden. Außerdem wird der Träger des Systems entsprechend seiner eingegebenen Glukosegrenzen rechtzeitig akustisch gewarnt.

Für die richtige Interpretation der Werte benötigt der Träger dieses Systems eine spezielle Schulung und Erfahrung. Im Vergleich zur aktuellen Blutzuckermessung „hinken" die im Gewebe gemessenen Glukosewerte dem Blutzucker um ca. 10–20 Minuten hinterher. Leider bezahlen die Krankenkassen die alle 5–7 Tage zu erneuernden Sensoren zurzeit nur in wenigen Fällen. Neu gelegte Sensoren müssen zudem mit normalen Blutzuckermessungen (Finger) kalibriert werden. (Stand 2013, lesen Sie dazu auch ➤ 11.6 und ➤ 19.5.2).

4.3 Der wichtigste Test in der Krise: Ketonbestimmung

Um eine bedrohliche Entgleisung des Stoffwechsels (Ketoazidose) von einem problemlos korrigierbaren hohen Blutzucker unterscheiden zu können, ist der Test auf Ketone im Blut oder im Urin wichtig. Bitte achten Sie darauf, dass Sie immer genug Teststreifen zur Verfügung haben.

Ketonkörpermessung im Blut Für einige Blutzuckermessgeräte gibt es auch Ketonteststreifen. Der Vorteil der Ketonmessung im Blut ist, dass sie praktischer und direkter ist als die Bestimmung der Ketone im Urin.

Ketonkörpermessung im Urin Testen Sie Ketone möglichst im „frischen" Urin (d. h. wenn Sie kurz vorher die Blase entleert haben, testen Sie den sich dann frisch gebildeten Urin), um die aktuelle Situation zu erfassen (➤ 4.4). Wenn die Blutketonmessung über 1,5 mmol/l ergibt bzw. der Urinteststreifen 2- bis 3-fach positive Ketone anzeigt

(++ bis +++), müssen Sie sich sofort schnellwirkendes Insulin nach einem bestimmten Schema zuführen, körperliche Anstrengung vermeiden und viel Wasser trinken (➤ 9).

Testen Sie in jedem Fall Ketone

- wenn der Blutzucker mehrfach über 240 mg/dl liegt
- bei Übelkeit und/oder Erbrechen und/oder Bauchschmerzen
- bei fieberhaftem Infekt
- bei hohem Blutzucker vor Sport (➤ 12.2).

Bleiben Sie dabei, die Ketone zu testen, auch wenn das Ergebnis häufig negativ war.

Übrigens: Ketone werden immer dann ausgeschieden, wenn der Körper wenig Glukose zur Verfügung hat und Fett abbaut. Wenn Sie z. B. gerade Gewicht abnehmen, können auch bei normalem Blutzucker Ketone gebildet werden.

4.4 Die Harnzuckerselbstkontrolle

Normalerweise ist der Harn zuckerfrei. Jedoch tritt ab einer gewissen Blutzuckerkonzentration (meist um 180 mg/dl) Glukose in den Harn über. Dieser Wert wird Nierenschwelle genannt. Er ist individuell unterschiedlich hoch und ändert sich in der Schwangerschaft oder bei Nierenkrankheiten. Der Harnzuckertest kann keine Blutzuckerwerte erfassen, die unterhalb der Nierenschwelle liegen. Bei guter Einstellung ist dieser Test also „blind“.

Das Auftreten von Harnzucker bedeutet, dass der Blutzucker seit dem letzten Wasserlassen die Nierenschwelle überschritten hat. Zum Testzeitpunkt kann der Blutzucker schon wieder normal oder sogar zu niedrig sein. Nur wenn Sie „frischen Urin“ nehmen, der sich 10–15 Minuten nach dem letzten Wasserlassen neu gebildet hat, sagt Ihnen ein positiver Harnzuckertest, dass auch der Blutzucker jetzt gerade über der Nierenschwelle liegt.

Der Harnzuckertest wurde beim Typ-1-Diabetes durch den Blutzuckertest verdrängt, weil man für die Insulinanpassung den Blutzuckerwert benötigt.

Ich teste mich selbst

Fragen zum Thema „Stoffwechselkontrolle"

Antworten ➢ 20.1

1. Wann testen Sie routinemäßig Ihren Blutzucker?
2. Wann untersuchen Sie Ihr Blut bzw. Ihren Urin auf Ketone?
3. In welchen Situationen sollten Sie Ihren Blutzucker vermehrt testen?
4. Bei welchem Blutzuckerwert liegt im Mittel die Nierenschwelle?
5. Wie hoch ist der Blutzucker, wenn der Harnzuckerstreifen 0 % anzeigt?
6. Frage für Spezialisten: Wann kann es zu folgendem Testergebnis kommen: Ketone vorhanden, Blutzucker 80 mg/dl?
7. Nennen Sie mindestens vier Fehlerquellen bei der Blutzuckermessung.

KAPITEL

5 Insulinlagerung, Spritztechnik und Injektionshilfen

5.1 Wie man Insulin lagert

Insulin ist wie alle Eiweiße nur begrenzt haltbar. Auf jeder Durchstechflasche oder jeder Patrone findet sich ein Verwendbarkeitsdatum, das sich auf die vorschriftsmäßige Lagerung von 2–8 °C bezieht. Ihr Insulin sollten Sie deshalb im Gemüse- oder Butterfach des Kühlschranks aufbewahren. Bei Zimmertemperatur können Sie unbedenklich gerade in Gebrauch befindliche Insulinfläschchen bzw. Insulinpatronen 4 Wochen aufbewahren. Das Risiko der Überwärmung wird oft überschätzt. Schützen Sie das Insulin aber vor Temperaturen über 37 °C, direktem Sonnenlicht und Frost.

Zum Schutz gegen höhere Temperaturen können Sie Ihr Insulin auf Reisen zwischen Kleidungsstücken, in einer kalt ausgespülten Thermoskanne, in Styropor oder in einer Kühltasche lagern. Sehr einfach zu handhaben sind von der Industrie entwickelte kleine Kühlelemente, die man vor Gebrauch kurz in kaltes Wasser legt (Handelsname Frio). Die im Element enthaltenen Kristalle dehnen sich aus und bilden ein kühlendes Gel. Es hält die Temperatur über 3–5 Tage.

Gegen Kälte, z. B. beim Wintersport, schützen Sie das Insulin am besten mithilfe Ihrer Körperwärme, z. B. in der inneren Jacken- oder Hemdtasche oder in einer Gürteltasche unter dem Pullover.

Verwenden Sie kein gefrorenes Insulin, da die Wirkung nicht mehr gewährleistet ist. Wenn das Insulin sein Aussehen verändert, z. B. sich verfärbt, schlierig wird oder ausflockt, dann sollten Sie es ebenfalls nicht mehr verwenden.

5.2 Auf verschiedene Insulinkonzentrationen achten

Es gibt verschiedene Insulinkonzentrationen: z. B. 40 oder 100 Einheiten pro Milliliter (ml). Die Konzentration des Patroneninsulins für die Pens beträgt 100 Einheiten pro ml (U-100). U-40-Insulin in der Durchstechflasche wird nur noch vom Hersteller Sanofi Aventis produziert. Analoginsuline sind generell nur in U-100 erhältlich. Falls Sie Spritzen benutzen: Achten Sie bitte immer darauf, dass Sie Insulin U-40 mit Spritzen für U-40, Insulin U-100 mit Spritzen für U-100 aufziehen (➤ Abb. 5.1). Spritzen für Insulin U-100 erkennen Sie an der orangefarbenen Kappe und der Aufschrift „U-100 Insulin“.

!

Wenn Sie irrtümlicherweise Insulin aus einer Pen-Patrone (U-100-Insulin) mit einer Insulinspritze U-40 aufziehen, spritzen Sie zweieinhalbmal so viel Insulin, wie es die Skala der Insulinspritze anzeigt!
Besorgen Sie sich deshalb vorsorglich U-100-Spritzen für den Fall, dass der Pen einmal nicht funktioniert.

Haben Sie nicht die für Ihr Insulin passende Spritze zur Verfügung, können Sie sich im Notfall durch korrektes Umrechnen helfen:

1. **Sie haben Insulin U-100, aber nur eine Spritze für Insulin U-40 zur Verfügung:** Teilen Sie die Anzahl der Einheiten, die Sie spritzen wollen, durch 2,5. Beispiel: Sie wollen 10 Einheiten spritzen. Ziehen Sie dann Insulin nur bis zum Teilstrich 4 auf.

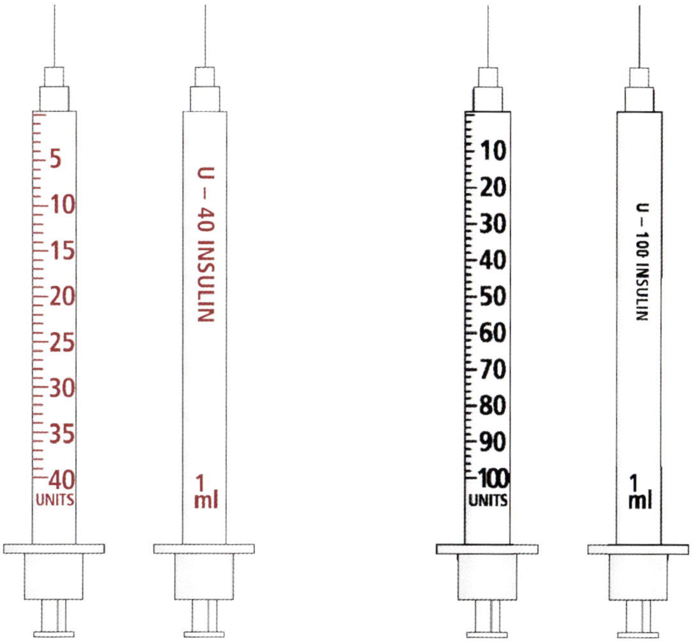

Abb. 5.1 Skalen und Aufschriften von Insulinspritzen (U-40 und U-100) [L157]

2. **Sie haben Insulin U-40, aber nur eine Spritze für Insulin U-100 zur Verfügung:** Multiplizieren Sie die Anzahl der Einheiten, die Sie spritzen wollen, mit 2,5. Beispiel: Sie wollen 10 Einheiten spritzen: Ziehen Sie dann Insulin bis zum Teilstrich 25 auf.

5.3 Wie man Insulin mit der Spritze aufzieht

Moderne Insulinspritzen sind Plastikspritzen mit eingeschweißter Kanüle und gut sichtbarer Skala. Unter Beachtung der Insulinkonzentration können Sie mit Spritzen sowohl aus der Durchstechflasche als auch aus Patronen Insulin aufziehen. Auch wenn Insulinspritzen heute nur noch selten genutzt werden, sollten Sie für Notfälle wissen, wie Sie sich mit einer Spritze helfen können.

5.3.1 So ziehen Sie ein Insulin aus einer Durchstechflasche auf

1. Trübes Verzögerungsinsulin muss mindestens 20-mal geschwenkt oder in der flachen Hand gerollt werden. Hierbei nicht stark schütteln, da es sonst zu störenden Luftbläschen kommt.
2. Spritzen Sie zuerst etwa so viel Luft in die Durchstechflasche, wie Sie Insulin entnehmen wollen. Wenn Sie dies nicht tun, haben Sie in der Durchstechflasche bald einen Unterdruck, der den Spritzkolben beim Aufziehen zurückrutschen lässt. Ziehen Sie den Kolben bis zur gewünschten Menge heraus, stechen Sie die Nadel durch den Gummistopfen und spritzen Sie Luft in die Flasche. Die Flasche dabei auf dem Tisch stehen lassen.
3. Insulin aufziehen: Spritze und Flasche umdrehen, senkrecht halten, etwa 1–2 Einheiten mehr aufziehen, als Sie brauchen, und Spritze aus der Flasche ziehen. Luft nach oben Richtung Nadel klopfen und mit dem überschüssigen Insulin wegspritzen.

5.3.2 Insulin aus Patronen aufziehen

Wenn Sie Insulin aus Pen-Patronen in eine Spritze aufziehen wollen, verwenden Sie unbedingt U-100-Spritzen. Sie können die Spritze, ohne sie mit Luft zu füllen, direkt durch die vordere Gummimembran stechen und die gewünschten Einheiten sowie 1–2 Einheiten zusätzlich herausziehen. Der hintere Gummistopfen wird dabei mit angesaugt. Nach dem Herausziehen der Spritze aus der Patrone halten Sie die Spritze mit der Nadel nach oben und spritzen die überflüssigen Einheiten zum Entlüften der Spritze in die Luft.

5.4 Injektionshilfen (Pens)

Die von der Industrie angebotenen Spritzhilfen nennen sich Pens. Sie haben etwa die Größe und Form von Kugelschreibern oder Füllfederhaltern (➤ Abb. 5.2). Es gibt zwei Arten von Injektionshilfen: vorgefüllte Insulinpens (Fertigpens) und wiederverwendbare Pens. Zu den wiederverwendbaren Pens gehören passende Insulinpatronen. Man spritzt durch Drehen oder durch Drücken des Dosierknopfes das Insulin in das Unterhautfettgewebe. Die meisten Diabetiker finden die Injektion mit dem Pen einfacher und unterwegs bequemer als mit der herkömmlichen Spritze. Auch Sehbehinderte können mit einem Pen die Insulinmenge einfacher dosieren. Üben Sie die Handhabung des Pens in einer Schulung oder beim Hausarzt, und lesen Sie sich die Gebrauchsanweisung sorgfältig durch.

Zur Durchführung der Basis-Bolus-Therapie sind die Spritzhilfen am günstigsten, die Insulin in 1er-Schritten (bei niedrigem Insulinbedarf in halben Einheiten) abgeben können.

Jeder Insulin-Hersteller bietet passende Pens für seine Insulinpatronen an. Da sich die Patronen unterscheiden, ist es nicht sinnvoll, Patronen und Pens verschiedener Hersteller zu kombinieren.

Wer es besonders einfach haben möchte, kann auf Fertigpens zurückgreifen, die nach der Leerung entsorgt werden. Hier entfällt also der Patronenwechsel. Die meisten Insuline werden mittlerweile auch in dieser Form angeboten.

Für Diabetiker mit geringem Insulinbedarf werden Pens mit halben Schritten angeboten. Wer eine Erinnerungshilfe schätzt, wählt sich ei-

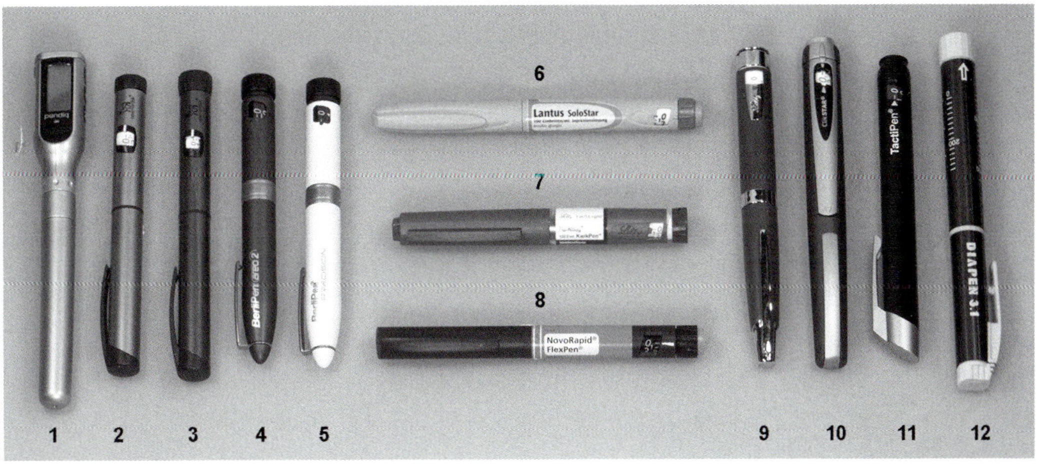

Abb. 5.2 Beispiele für Insulin-Pens [K338]
1 Pendig, mit Memory-Funktion (Pendig GmbH)
2 NovoPen 4 (Novo Nordisk)
3 NovoPen Echo, mit Memory-Funktion (Novo Nordisk), ½ Einheiten
4 BerliPen areo (Berlin Chemie)
5 BerliPen Precision (Berlin Chemie), ½ Einheiten
6 Solostar (Sanofi Aventis), Fertigpen
7 Kwik Pen (Lilly), Fertigpen
8 FlexPen (Novo Nordisk), Fertigpen
9 HumaPen Luxura HD (Lilly), ½ Einheiten
10 ClikSTAR (Sanofi Aventis)
11 TactiPen (Sanofi Aventis)
12 DIAPEN 3.1 (Haselmeier), verdeckte Nadel

nen Pen aus, der den Zeitpunkt der letzten Insulinabgabe anzeigt (HumaPen Memoir, NovoPen Echo, Pendig).

5.4.1 Was ist beim Pen zu beachten?

1. Bevor Sie mit dem Pen spritzen, sollten Sie immer 1–2 Einheiten Insulin in die Luft spritzen, um zu überprüfen, ob er funktionsfähig ist. Dies ist besonders wichtig nach einem Patronenwechsel. Nicht selten müssen dann 8 oder mehr Einheiten abgegeben werden, bis Insulin aus der Kanüle austritt.
2. Der Pen für trübes Verzögerungsinsulin muss vor dieser Funktionsprobe 20-mal geschwenkt werden. Die Insulininjektion sollte direkt anschließend erfolgen.
3. Wenn Sie die Nadel sofort nach der Injektion entfernen, können Sie Luftblasenbildung vermeiden.
4. Sollten Sie einmal eine größere Luftblase in der Patrone entdecken, können Sie versuchen, sie so zu entfernen: Pen senkrecht mit der Nadel nach oben halten, Luftblase Richtung Nadel klopfen und einige Einheiten Insulin mit der Luft abgeben.
5. Falls der Pen nicht funktioniert, können Sie das Insulin mit einer Spritze injizieren. Besorgen Sie sich für Notfälle Spritzen für Insulin U-100 (➤ 5.2), um das Insulin aus der Patrone aufziehen zu können.

5.5 Die Insulininjektion

Normalerweise wird Insulin in das Unterhautfettgewebe gespritzt (subkutan, ➤ Abb. 5.3). Zu tiefe Injektionen können eine Abgabe in die Muskulatur zur Folge haben (intramuskuläre, sehr schnelle Aufnahme). Unbeabsichtigt angewendet, kann die intramuskuläre Injektion Unterzuckerungen hervorrufen. Ein zu flacher Spritzwinkel führt zu einer Abgabe in die Lederhaut (intrakutan). In dieser Hautschicht wird das Insulin ungenügend aufgenommen.

Pen-Nadeln sind heute in Längen von 4–12,7 mm Länge verfügbar. Nach neuester Auffassung können Nadeln von 4–8 mm Länge von jedem Erwachsenen verwendet werden, auch von Menschen mit Übergewicht.

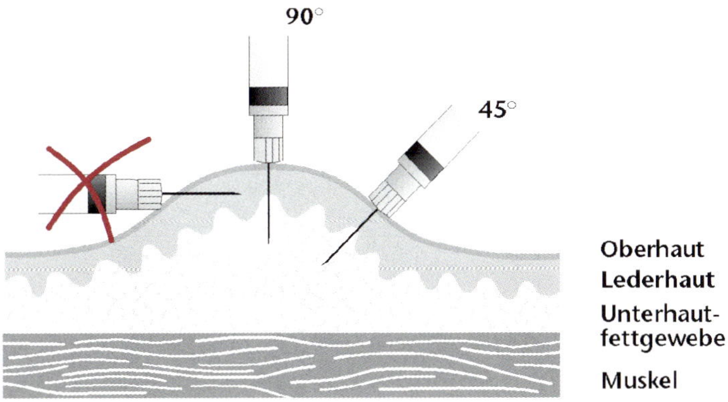

Abb. 5.3 Gewebeschichten und Injektionswinkel bei abgehobener Hautfalte [L157]

- Bei Verwendung von Nadeln mit 4 oder 5 mm Länge kann in der Regel ohne Abheben einer Hautfalte eingestochen werden.
- Wer schlank ist und Nadeln mit 8 mm Länge oder mehr bevorzugt, sollte unbedingt in eine abgehobene Hautfalte spritzen.
- Die subkutane Hautschicht am Bein kann bei schlanken, muskulösen Menschen unter 6 mm dick sein. Vermeiden Sie intramuskuläre Injektionen durch Verwendung einer sehr kurzen Nadel bzw. bilden Sie eine Hautfalte.

5.5.1 Wählen Sie die Spritzregionen gezielt!

Übliche Spritzregionen sind Bauch (2 cm rund um den Bauchnabel sollten frei bleiben), Ober- und Außenseite der Oberschenkel (eine Handbreit oberhalb des Knies sollte frei bleiben), Gesäß und u. U. Außenseite der Oberarme (➤ Abb. 5.4).

Wichtig: Die Resorptionsgeschwindigkeit ist in den Spritzregionen unterschiedlich. Wahlloses Wechseln der Spritzregion führt zu Blutzuckerschwankungen:

- **In den Bauch** gespritztes Insulin wirkt am schnellsten, vor allem oberhalb des Bauchnabels. Es ist deshalb zweckmäßig, das kurzwirkende Insulin in den Bauch zu spritzen.
- **In Oberschenkel oder Gesäß** injiziertes Insulin wirkt am langsamsten. Es ist deshalb sinnvoll, das Verzögerungsinsulin in den Oberschenkel oder das Gesäß zu spritzen.
- **Der Oberarm** als Spritzregion (mittelschnelle Aufnahme) ist umstritten. Hier steht für die Injektion nur eine kleine Fläche zur Ver-

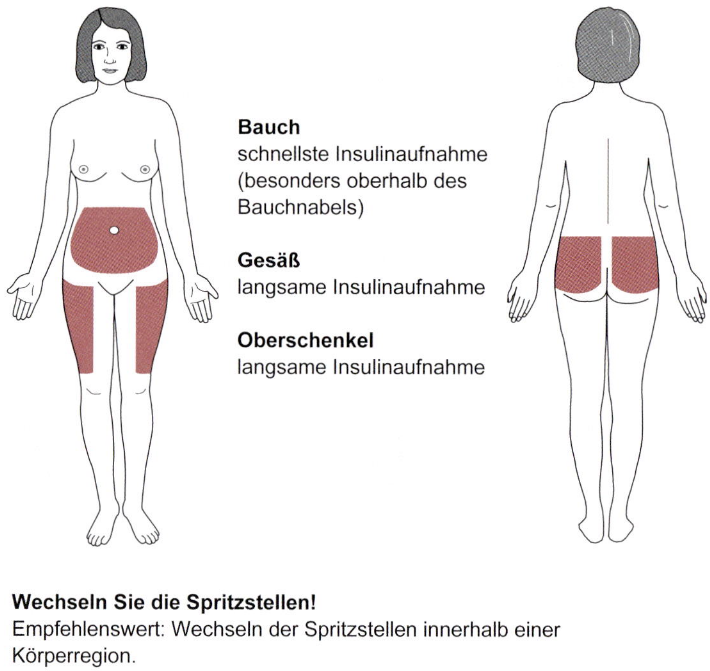

Abb. 5.4 Geeignete Spritzregionen [L157]

fügung, sodass Hautveränderungen häufiger vorkommen. Außerdem erfolgt die Injektion (ohne Hautfalte) hier oft unbeabsichtigt intramuskulär. Wenn Sie dennoch den Oberarm wählen, verwenden Sie eine kurze Pen-Nadel.

5.5.2 Korrekte Spritztechnik

- Eine Hautdesinfektion ist bei normaler Körperhygiene wegen der desinfizierenden Wirkung der Insulinzusätze nicht nötig.
- Nehmen Sie die Spritze oder den Pen wie einen Bleistift in die Hand und bilden Sie bei wenig Fettgewebe mit der anderen Hand eine Hautfalte.
- Stechen Sie die Nadel senkrecht in ganzer Länge in die Hautfalte. (Bei der Verwendung von 8-mm- oder längeren Nadeln ist auch eine Injektion im 45°-Winkel möglich.)
- Drücken Sie den Kolben der Spritze bei gehaltener Hautfalte langsam und gleichmäßig nach unten bzw. betätigen Sie Ihren Pen entsprechend der Gebrauchsanweisung. Sollte nach der Injektion ein Blutstropfen aus dem Stichkanal austreten, haben Sie vermutlich

ein kleines Gefäß getroffen. Vielleicht bekommen Sie auch einen blauen Fleck. Beides ist harmlos.

- Wenn Sie mit einem Pen spritzen: Warten Sie 10 Sekunden, bevor Sie die Nadel aus der Haut ziehen.
- Schrauben Sie die Pen-Nadel nach dem Gebrauch ab und entsorgen Sie diese.

Wenn regelmäßig etwas Insulin aus der Haut zurückfließt, kann Folgendes helfen: Lockern Sie die Hautfalte beim Spritzen. Injizieren Sie langsamer als sonst und warten Sie einige Sekunden länger, bevor Sie die Nadel herausziehen. Spritzen Sie für das zurückgeflossene Insulin nichts nach. Die Menge kann man nicht genau genug abschätzen. Sie liegt meist unter einer Einheit.

5.5.3 Wie Sie Gewebeveränderungen an den Injektionsstellen verhindern können

Ein häufiger Grund für unberechenbare Blutzuckerschwankungen sind Veränderungen an immer wieder verwendeten Spritzstellen. Was im Einzelnen passiert:

- Es bilden sich Fettgewebswucherungen (Lipohypertrophie) (➢ Abb. 5.5).
- Weiße Blutkörperchen und Fresszellen entstehen. Sie können die Insulinwirkung reduzieren.
- Es bildet sich schlecht durchblutetes Narbengewebe, sodass das Insulin langsamer resorbiert wird als normalerweise.
- Es können sich auch neue Blutgefäße bilden, sodass in die Nähe dieser Gefäße gespritztes Insulin schneller und besser resorbiert wird.

Die Veränderungen führen in der Regel zu einem erhöhten Insulinbedarf, aber auch zu schwankender Resorption. Erhöht man im Rahmen der Dosisanpassung die Insulinmengen, kann es beim Wechsel der Injektionsstellen zu unerwarteten Unterzuckerungen kommen.

!

Wechseln Sie deshalb regelmäßig die Einstichstellen innerhalb einer Spritzregion. Nutzen Sie die gesamte Fläche und überlegen Sie sich selbst ein Schema, nach dem Sie vorgehen.

- Injizieren Sie nicht mehr in die veränderten Spritzstellen.
- Spritzen Sie nicht in Verhärtungen, blaue Flecken, Krampfadern oder Narben.
- Benutzen Sie für jede Injektion eine neue Nadel.

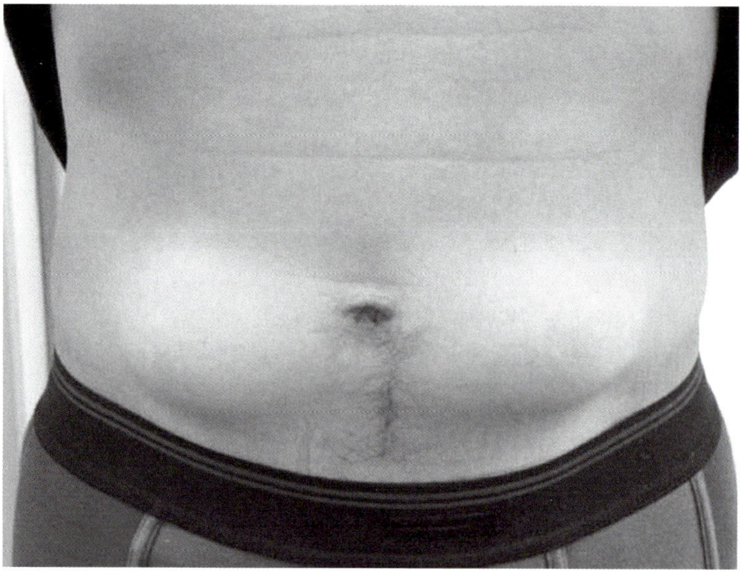

Abb. 5.5 Veränderungen an den Injektionsstellen [M629]

5.5.4 Mehrfachverwendung von Pen-Nadeln und Spritzen?

Pen-Nadeln und Einmalspritzen sind zum einmaligen Gebrauch vorgesehen. Nur dann ist vom Hersteller eine Garantie für die korrekte Funktion gegeben. Viele Betroffene verwenden jedoch Pen-Nadeln und Spritzen mehrfach. Eine erhöhte Gefahr für Infektionen an den Einstichstellen entsteht dadurch wegen der desinfizierenden Zusätze zum Insulin in der Regel nicht. Allerdings sind gebrauchte Nadeln bereits nach dem ersten Gebrauch stumpfer und verletzen das Gewebe mehr als nötig. Die Mehrfachverwendung trägt vermutlich sogar zur Entwicklung der gefürchteten Veränderungen an den Spritzstellen bei, die zu Blutzuckerschwankungen führen.

5.5.5 Tipps und Tricks rund um die Insulininjektion

- Verhärtungen und Fettgewebswucherungen (Beulen) an den Spritzstellen sind heute die häufigsten Probleme an den Spritzarealen. Ursache ist ständiges Spritzen in gleiche Stellen. Injizieren Sie nicht mehr in diese Stellen, damit sich die Fettgewebswucherung bzw. Verhärtung zurückbilden kann. Haben Sie Geduld, die Rückbildung kann Monate dauern. In einigen Fällen bilden sich die Hautveränderungen nicht zurück.

- Besonders Frauen neigen zu „blauen Äderchen“ an den Oberschenkeln. Diese Stellen sollten Sie beim Spritzen umgehen, wenn Sie blaue Flecken vermeiden wollen.
- Achtung: Wärme, z. B. durch ein heißes Bad, Sonnenbaden oder Sauna, kann die Insulinaufnahme ins Blut beschleunigen. Sie müssen dann mit einer schnelleren, verstärkten Insulinwirkung rechnen. Kälte wirkt entgegengesetzt.
- Tritt nach dem Spritzen ein Tropfen Blut aus oder bildet sich mit einem brennenden Gefühl eine kleine Beule, dann drücken Sie eine Minute fest auf die Spritzstelle. So wird das kleine Blutgefäß, das Sie vermutlich getroffen haben, abgedichtet und es entsteht kein blauer Fleck.
- Eine Injektion durch die Kleidung wird nicht empfohlen.
- Haben Sie vor jeder Spritze fast unüberwindbare Angst, sprechen Sie bitte einen Psychotherapeuten an, bei dem Sie lernen können, Ihre Spritzenangst zu überwinden. Hilfreich können Pen-Kanülen sein, deren Nadeln verdeckt sind. Lassen Sie sich von Ihrem Diabetesteam beraten.

5.5.6 Insulininjektion durch Angehörige

Um unabhängig zu sein, sollte jeder Diabetiker in der Lage sein, das Insulin selbst zu spritzen. Für Notsituationen ist es aber sehr hilfreich, wenn Partner, Verwandte oder Freunde Insulin spritzen können.

Ein weiterer Vorteil: Wer Insulin spritzen kann, hat auch weniger Angst, bei einer schweren Unterzuckerung mit Bewusstlosigkeit dem Partner Glukagon (➤ 10.3) zu spritzen!

Ich teste mich selbst

Fragen zum Thema „Insulinlagerung, Spritztechnik und Injektionshilfen“

Antworten ➤ 20.1

1. Sie wollen Insulin aus einer Pen-Patrone aufziehen. Welche Spritze benötigen Sie dazu?
   a) U-100-Spritze
   b) U-40-Spritze
2. Wie sollen Insulinreserven gelagert werden?
   a) bei Zimmertemperatur
   b) im Kühlschrank
   c) im Tiefkühlschrank

3. Wann sollte das Insulin nicht mehr benutzt werden?
   a) wenn das Verwendbarkeitsdatum überschritten ist
   b) wenn das Insulin schlierig aussieht
   c) wenn das Insulin ausgeflockt ist
   d) wenn das Insulin die Farbe verändert hat
4. In welchem Winkel stechen Sie bei normaler Hautdicke die Kanüle ein?
   a) 20° (flach)
   b) 45° (schräg)
   c) 90° (senkrecht)
5. Vor dem Insulinspritzen muss die Haut desinfiziert werden.
   a) richtig
   b) falsch
6. Welche Insulinkonzentration haben Patronen für Pens?
   a) 40 Einheiten/ml
   b) 100 Einheiten/ml
7. Warum soll man beim Insulinspritzen die Einstichstellen planmäßig wechseln?
8. Wie können Sie Ihr Insulin bei einer Skiwanderung vor zu niedrigen Temperaturen schützen?
9. Wie können Sie Ihr Insulin im Auto oder am Strand vor zu hohen Temperaturen schützen?

KAPITEL

6 Ernährung

6.1 Allgemeine Ernährungsempfehlungen

6.1.1 Diabeteskost – eine gesunde Mischkost

Ernährungsempfehlungen für Typ-1-Diabetiker wurden aufgrund neuer Erkenntnisse immer wieder verändert. Was vor 10 Jahren für alle verbindlich war, gilt heute nicht mehr. Das Wichtigste: Es gibt keine Diabetesdiät mehr. Typ-1-Diabetiker dürfen alles essen, und wie für andere Menschen auch, ist für Diabetiker eine gesunde Mischkost das Beste. Für Menschen mit Typ-2-Diabetes, besonders bei mahlzeitenangepasster Insulintherapie, gilt dasselbe. Generell sind Verbote auch bei Typ-2-Diabetes nicht mehr zeitgemäß. Sinnvoll sind eine bewusste Auswahl von Nahrungsmitteln und die Beachtung der Essensmengen, wie sie in den folgenden Grundregeln erklärt werden.

Die Deutsche Diabetes-Gesellschaft empfiehlt

- viele Kohlenhydrate (45–60 % der Energiezufuhr),
- wenig Fett (weniger als 35 %),
- wenig Eiweiß (10–20 %) und
- viele Ballaststoffe (20 g Ballaststoffe pro 1.000 kcal).

Diabetiker brauchen auch keine speziellen Lebensmittel. Sie bringen den Betroffenen keinen Nutzen und die Diabeteseinstellung wird nicht verbessert. Der Gesetzgeber hat deshalb nach langjährigen Diskussionen reagiert und im Oktober 2010 die Diätverordnung vom Bundesministerium für Ernährung, Landwirtschaft und Verbraucherschutz geändert. Seit 2012 werden keine speziellen Lebensmittel für Diabetiker mehr hergestellt.

▼ Für Diabetiker kommt es darauf an, den Kohlenhydratgehalt der Speisen und Getränke richtig einzuschätzen.

6.1.2 Wenn Sie gesund essen und trinken wollen

- Essen Sie reichlich Kohlenhydrate, vor allem Vollkornprodukte, Vollkornnudeln, Naturreis, Kartoffeln, Gemüse, Salate und frisches Obst.
- Essen Sie wenig Weißmehlprodukte, Zuckerwaren, Gemüsekonserven, Früchte aus der Dose.

- Essen Sie wenig fette Fleisch-, Fisch- und Wurstwaren, wenig fette Milchprodukte und verwenden Sie weniger Streich- und Kochfett.
- Essen Sie wenig Fastfood- und Fertigprodukte.
- Trinken Sie wenig Alkohol.

6.1.3 „Low-Carb-Diskussion"

Mit der Betonung von Kohlenhydraten in der Ernährung vertreten auch wir die Meinung der meisten Ernährungsexperten in Deutschland. Allerdings gilt diese Auffassung in anderen Ländern heute nicht als unumstritten. Vor allem in der amerikanischen Ernährungsforschung wurden viele positive Ergebnisse auf den Stoffwechsel und auch für die Gewichtsreduktion bei einer kohlenhydratsparenden Ernährung gefunden („low carb diet"), die entsprechend einen höheren Anteil Fett und Eiweiß enthält. Darüber liegen inzwischen auch Erfolg versprechende Studien über längere Zeiträume als ein Jahr vor.

Ausgangspunkt für diese Kontroversen ist die Frage, wie man am besten und sichersten Gewicht reduzieren kann, nicht die Frage der Ernährung bei Diabetes. Die Amerikanische Diabetes-Gesellschaft schreibt in ihrer Ernährungsleitlinie von 2012: „Es ist erwiesen, dass sowohl kohlenhydratsparende als auch fettsparende Diäten denselben Gewichtsverlust in einem Jahr bewirken. Wir empfehlen keine der beiden Strategien gegenüber der anderen. Gesundheitsberater sollten darauf achten, dass die Patienten einen Plan aussuchen, der ihren Lebensgewohnheiten entspricht und für sie realistisch ist."

Wenn Sie lieber Kohlenhydrate in der Ernährung sparen und eher nicht den Fettanteil reduzieren wollen, so finden Sie inzwischen viel Spezialliteratur zu dieser Form von Ernährung. Einige der oben genannten Regeln (z. B. viele Ballaststoffe, kein Fastfood) werden ähnlich für die kohlenhydratsparende Diät empfohlen. Wenn Sie Sport treiben wollen, sollten Sie ohnehin wieder den Kohlenhydratanteil erhöhen. Es ist also am Ende bei den beiden Ernährungsformen nicht alles anders. Machen Sie selbst Ihre Erfahrungen, was Ihnen besser bekommt und womit Sie ihre persönlichen Ziele besser erreichen. In jedem Fall müssen Sie Ihre medikamentöse Therapie (Insulin, Tabletten) an die gewählte Ernährung anpassen. Bei weniger Kohlenhydraten werden Sie weniger Insulin brauchen, was aber als solches kein Vorteil ist.

Sie finden in unseren Literaturhinweisen (➤ 20.3) Angaben zu diesem Thema. Jede dieser Diätstrategien betont ihre Vorteile für die Gesundheit der Betroffenen, aber nach Betrachtung der Ergebnisse vieler Ernährungsstudien ist keine davon eindeutig überlegen.

6.2 Welche Nahrungsmittel erhöhen den Blutzucker?

Beim Diabetes ist der Kohlenhydratstoffwechsel gestört: Der Blutzucker steigt, nachdem kohlenhydratreiche Nahrungsmittel gegessen oder getrunken worden sind.

Kohlenhydratreiche Nahrungsmittel erhöhen den Blutzucker.

Wir unterscheiden:
1. kohlenhydratreiche Nahrungsmittel, die den Blutzucker erhöhen
2. kohlenhydrathaltige Nahrungsmittel, die den Blutzucker kaum erhöhen
3. eiweißreiche und fettreiche Nahrungsmittel, die den Blutzucker nicht oder verzögert erhöhen
4. wasserreiche Nahrungsmittel, die den Blutzucker nicht erhöhen.

1. Kohlenhydratreiche Nahrungsmittel, die den Blutzucker erhöhen

- Getreide und Getreideprodukte, Nudeln, Reis, Mais
- Kartoffeln und Kartoffelprodukte
- Obst
- Milch, Buttermilch, Dickmilch, Joghurt, Kefir
- gezuckerte Nahrungsmittel.

Um die korrekte Menge Insulin für eine Mahlzeit zu bestimmen, brauchen Sie sich nur um Nahrungsmittel aus dieser Gruppe zu kümmern. Nur die kohlenhydratreichen Nahrungsmittel gehen in die Berechnung ein (➤ 6.2.2).

2. Kohlenhydrathaltige Nahrungsmittel, die den Blutzucker kaum erhöhen

- Hülsenfrüchte: z. B. Bohnen, Erbsen, Kichererbsen, Linsen, Sojabohnen
- Nüsse: z. B. Erdnüsse, Haselnüsse, Kokosnuss, Paranüsse, Walnüsse
- Kerne und Samen: z. B. Kürbiskerne, Leinsamen, Mandeln, Mohn, Pistazien.

Diese Nahrungsmittel enthalten zwar Kohlenhydrate, werden aber wegen ihres Gehalts an Ballaststoffen oder Fett in der Ernährung des insulinbehandelten Diabetikers nicht berechnet. Sie führen in üblichen Mengen zu keinem bedeutsamen Blutzuckeranstieg.

Hülsenfrüchte sollten in ihrer Wirkung auf den Blutzucker individuell ausgetestet werden: Normalerweise führt eine Portion Hülsenfrüchte nicht zu einem wesentlichen Blutzuckeranstieg. Nüsse, Kerne und Samen bewirken durch ihren hohen Fett- und Ballaststoffgehalt nur einen geringen Blutzuckeranstieg. Bei größeren Mengen kann es zu einem verzögerten Blutzuckeranstieg kommen, den Sie am besten später mit Insulin korrigieren.

3. Eiweißreiche und fettreiche Nahrungsmittel, die den Blutzucker nicht oder verzögert erhöhen

- eiweißreiche Nahrungsmittel: z. B. mageres Fleisch, magere Wurst, magerer Fisch, magerer Käse, Magerquark, Tofu (Sojabohnenquark), Ei
- fettreiche Nahrungsmittel: z. B. Butter, Margarine, Öl, Mayonnaise, fettes Fleisch, fette Wurst, fetter Fisch, fetter Käse.

Normalerweise werden Eiweiß und Fett bei der Insulinkalkulation nicht berücksichtigt, obwohl man festgestellt hat, dass Eiweiß und Fett den Blutzucker erhöhen können. Im Alltag spielt das jedoch kaum eine Rolle, da mit der Insulindosis für die Kohlenhydrate auch der eventuelle Blutzuckeranstieg durch Eiweiß und Fett abgedeckt wird.

Wenn eine Mahlzeit ungewöhnlich viel Eiweiß und/oder Fett enthält, wandelt der Körper einen Teil davon in Zucker um und es kommt ca. 3–5 Stunden nach dem Essen zu einem Blutzuckeranstieg.

4. Wasserreiche Nahrungsmittel, die den Blutzucker nicht erhöhen

- Gemüse (außer Mais)
- Salat
- Pilze.

Wasserreiche Nahrungsmittel sind kohlenhydratarm. Durch ihren Gehalt an Ballaststoffen führen sie zu keinem wesentlichen Blutzuckeranstieg. Gemüsesäfte hingegen erhöhen durch das Fehlen der Ballaststoffe den Blutzucker geringfügig.

6.2.1 Ballaststoffe

Ballaststoffe (z. B. Zellulose) gehören zu den Kohlenhydraten. Sie sind die unverdaulichen Bestandteile von pflanzlichen Nahrungsmitteln. Sie werden für die Verdauung benötigt. Enthalten sind sie in Vollkornprodukten, Hülsenfrüchten, Obst, Gemüse, Pilzen, Nüssen und Samen. Aus ballaststoffreichen Nahrungsmitteln werden die verwertbaren Kohlenhydrate langsamer aus dem Darm in das Blut abgegeben. Dadurch ist der Blutzuckeranstieg verzögert.

6.2.2 Kohlenhydratberechnung

Für die Insulinberechnung ist es notwendig, die Menge der Kohlenhydrate in den Nahrungsmitteln zu kennen.

Mit der Änderung der Diätverordnung ist die Kennzeichnungspflicht für die Angabe von Broteinheiten (BE) entfallen. Die Hersteller werden aufgefordert, ihre Nährstoffangaben an die allgemeine Rechtslage anzupassen und die Kohlenhydrate nur noch in Gramm anzugeben.

Am sinnvollsten erscheint es uns, mit 10 g Kohlenhydraten = 1 KE zu rechnen. Aus der Angabe der Kohlenhydratmenge lassen sich leicht die entsprechenden Kohlenhydrateinheiten (KE) berechnen.

1 Kohlenhydrateinheit (KE) = 10 g Kohlenhydrate

Nährwert- bzw. Kohlenhydrattabellen zeigen, wie viel Gramm Kohlenhydrate in den Nahrungsmitteln enthalten sind. Allerdings können Sie für dasselbe Nahrungsmittel unterschiedliche Kohlenhydratangaben in verschiedenen Tabellen finden. Das liegt an unterschiedlichen Analyseverfahren, auch sind die Angaben immer Durchschnittswerte. So hat ein süßer Apfel sicherlich mehr Traubenzucker als ein saurer Apfel.

Diese Tabellen werden in Diabetesschulungen ausgehändigt, man kann sie auch im Buchhandel kaufen.

Es ist empfehlenswert, sich an eine Tabelle zu halten und nicht zwischen verschiedenen Tabellen hin- und herzuwechseln. Sammeln Sie eigene Erfahrungen.

Finden Sie für ein Produkt nirgendwo Angaben oder können Sie die Kohlenhydrate durch Vergleiche nicht abschätzen, können Sie die Nährwertanalysen beim Hersteller erfragen oder im Internet recherchieren (➤ Abb. 6.1).

6.2.3 Ist der glykämische Index hilfreich?

Der glykämische Index vergleicht die Geschwindigkeit des Blutzuckeranstiegs bestimmter Nahrungsmittel mit der von Traubenzucker (Traubenzucker: glykämischer Index = 100). Ein hoher glykämischer Index (z. B. 90) bedeutet: Dieses Nahrungsmittel führt zu einem schnellen Blutzuckeranstieg. Im Normalfall isst man jedoch Kohlenhydrate im Rahmen einer gemischten Mahlzeit, d. h. in Verbindung mit Eiweiß und Fett. Deshalb hat der glykämische Index in der Praxis eine geringe Be-

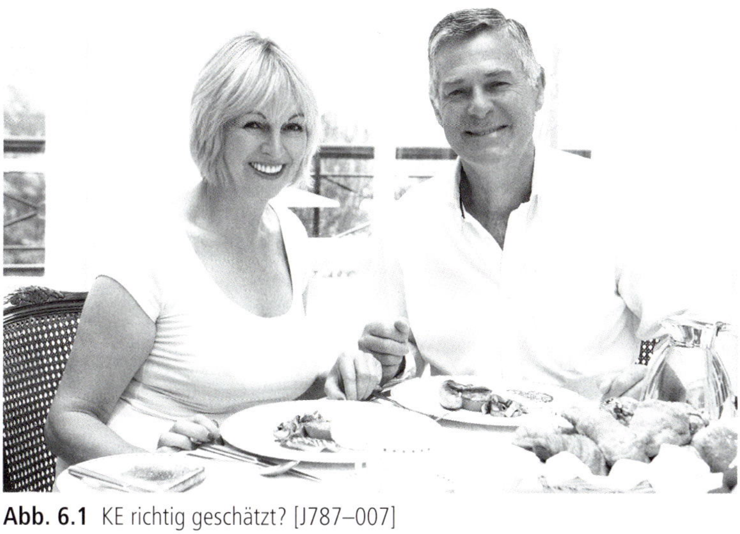

Abb. 6.1 KE richtig geschätzt? [J787–007]

deutung, und wir geben Ihnen keine Empfehlungen, bestimmte Nahrungsmittel zu meiden oder vorzuziehen. Dennoch gibt es Situationen, in denen das Wissen über den glykämischen Index hilfreich sein kann:

- In der Schwangerschaft (➤ 13.1) ist es wichtig, dass die Blutzuckerwerte nach dem Essen nicht zu hoch ansteigen. Durch Nahrungsmittel mit einem niedrigen glykämischen Index wie Frischkornmüsli oder Vollkornprodukte können diese Anstiege verringert werden.
- Bei der Verwendung von kurzwirkenden Analoginsulinen ist es sinnvoll, beim Verzehr von Nahrungsmitteln mit niedrigem glykämischem Index die Insulinmenge nach der Mahlzeit oder in zwei Portionen zu spritzen (z. B. eine Hälfte vor dem Essen, die andere Hälfte eine Stunde später). Das gilt besonders, wenn die Mahlzeit zusätzlich fettreich ist.

6.3 Womit süßen?

Zum Süßen gibt es verschiedene Möglichkeiten (➤ Tab. 6.1). Man unterscheidet:

- Zuckerarten, die den Blutzucker erhöhen
- Süßungsmittel und Zuckerarten, die den Blutzucker geringfügig erhöhen (Zuckeraustauschstoffe und Fruchtzucker)
- Süßungsmittel, die den Blutzucker nicht erhöhen (synthetische Süßstoffe und pflanzliche Süßstoffe).

Tab. 6.1 Wirkung verschiedener Zuckerarten und Süßungsmittel auf den Blutzucker

Zucker (erhöhen den Blutzucker)	Zuckeraustauschstoffe und Fruchtzucker (erhöhen den Blutzucker geringfügig)	Süßstoffe (erhöhen den Blutzucker nicht)
• Traubenzucker • Haushaltszucker • Honig • Milchzucker • Malzzucker • Sirup	• Fruchtzucker • Sorbit • Isomalt • Xylit • Lactit • Mannit • Polydextrose • Maltit • Erythrit	**synthetisch:** • Saccharin • Cyclamat • Aspartam • Acesulfam K • Neohesperidin • Thaumatin • Sucralose • Neotam **pflanzlich:** • Stevia

6.3.1 Zucker

Untersuchungen an Typ-1-Diabetikern haben gezeigt, dass Haushaltszucker den Blutzucker nicht stärker erhöht als andere Kohlenhydrate. Der Kohlenhydratgehalt zuckerhaltiger Nahrungsmittel muss nur richtig berechnet werden, um die entsprechende Insulinmenge zu spritzen. Das Gleiche gilt z. B. für Honig und Sirup. Für die korrekte Berechnung gibt es Tabellen zum Nachschlagen, z. B. „Kalorien mundgerecht" (siehe Literaturhinweise ➤ 20.3). Viele Hersteller geben auf ihren Verpackungen die Kohlenhydrate an. Traubenzucker ist besonders geeignet, den Blutzucker bei einer Unterzuckerung anzuheben.

6.3.2 Fruchtzucker und Zuckeraustauschstoffe

Fruchtzucker (Fruktose) und Zuckeraustauschstoffe gelangen fast ohne Insulin in die Zellen. Sie erhöhen den Blutzucker nur gering. Zu den Zuckeraustauschstoffen gehören Isomalt, Lactit, Polydextrose, Sorbit, Maltit, Mannit, Xylit und Erythrit. Verglichen mit Zucker bieten sie keine Vorteile, auch sie liefern Energie, sodass sie nicht zur Gewichtsreduktion geeignet sind. Der Zuckeralkohol Erythrit bildet hier eine Ausnahme, denn er ist kalorienfrei. Er ist als Zusatzstoff seit 2006 in der EU zugelassen.

Zuckeraustauschstoffe können schon in kleinen Mengen zu Blähungen und anderen Magen-Darm-Beschwerden führen. Darüber hinaus wurden in neuen Studien Zusammenhänge zwischen hohem Fruchtzuckerkonsum und mehreren chronischen Erkrankungen gefunden, sodass vom Verzehr abzuraten ist.

▼ Da der Blutzucker nach dem Verzehr von Zuckeraustauschstoffen und von Fruchtzucker bei den meisten Diabetikern nur wenig ansteigt, ist es nicht sinnvoll, dafür Insulin zu spritzen.

Bei diesen zuckerfreien oder zuckerarmen Nahrungsmitteln ist es erforderlich, den tatsächlichen blutzuckerwirksamen Kohlenhydratanteil zu errechnen. Wenn ein Lebensmittel als „zuckerfrei" deklariert ist, schauen Sie in der Nährwertanalyse nach, ob Fruktose oder ein Zuckeraustauschstoff verwendet wurde. Dann müssen diese für die Berechnung der Insulindosis von den Gesamtkohlenhydraten abgezogen werden.

Beispiel

1 Müsliriegel „zuckerfrei" enthält laut Angabe auf der Verpackung 15 g Kohlenhydrate. Davon sind 5 g Mannit (Zuckeraustauschstoff). Also hat dieser Müsliriegel nur 10 g blutzuckerwirksame Kohlenhydrate und wird mit 1 KE berechnet.

6.3.3 Süßstoffe

Süßstoffe erhöhen den Blutzucker nicht. Sie enthalten keine Kalorien und haben deswegen Vorteile bei einer kalorienreduzierten Ernährung. Zu den Süßstoffen gehören u. a. Aspartam, Cyclamat und Saccharin. Die meisten in Deutschland verwendeten Süßstoffe sind Mischungen aus Cyclamat und Saccharin. Süßstoffe wie Acesulfam K, Sucralose, Neotam, Neohesperidin und Thaumatin werden hauptsächlich in Fertigprodukten verwendet. Aspartam zerfällt in sauren Lösungen und durch starke Hitzeeinwirkung. Daher ist es zum Kochen und Backen nicht geeignet. Mit Aspartam gesüßte Getränke verlieren bei langer Lagerung ihre Süßkraft (siehe Haltbarkeitsdatum).

Süßstoffe sind nach derzeit vorliegenden, umfangreichen Untersuchungen nicht gesundheitsschädlich. Sie werden in fester Form (Süßstofftabletten) und als Flüssigkeit (Süßstofflösung in der Flasche) auch von Nichtdiabetikern zum Süßen von Speisen und Getränken verwendet.

Wer keine künstlichen Süßstoffe verwenden will, aber dennoch kalorienfrei süßen möchte, kann auf die natürlich gewonnene Süße aus den Blättern der südamerikanischen Pflanze Stevia zurückgreifen. Stevia ist die Abkürzung für „Stevia rebaudiana" und wird als Pulver oder in Tablettenform angeboten. Stevia süßt etwa 300-mal stärker als Zucker und ist in Deutschland seit 2011 als Lebensmittelzusatz zugelassen.

6.3.4 Kennzeichnung von gesüßten Lebensmitteln

Durch Anpassung des deutschen Rechts an die EU-Vorgaben ist die Kennzeichnung von Inhaltsstoffen in gesüßten Lebensmitteln wie folgt festgelegt:

- Nahrungsmittel, die Süßstoffe und/oder Zuckeraustauschstoffe enthalten, sind mit dem Aufdruck „mit Süßungsmittel(n)" gekennzeichnet. In der Zutatenliste wird der jeweilige Name des Süßstoffs oder des Zuckeraustauschstoffes angegeben.

- Sind Lebensmittel „mit (einer) Zuckerart(en)" gekennzeichnet, kann Haushaltszucker, Fruchtzucker oder Honig zum Süßen verwendet worden sein. Auch hier sehen Sie in der Zutatenliste, was verwendet worden ist.
- Ein Lebensmittel, das sowohl mit Zucker (oder Fruchtzucker) als auch mit Süßstoff gesüßt ist, erkennen Sie an der Bezeichnung „mit (einer) Zuckerart(en) und Süßungsmittel(n)".

6.3.5 Das „Zucker-ABC"

- **Dextrose:** Traubenzucker
- **Fruktose:** Fruchtzucker
- **Glukose:** Traubenzucker
- **Honig:** 39 % Fruchtzucker, 31 % Traubenzucker, 17 % Wasser, 10 % Mehrfachzucker, 3 % andere Stoffe
- **Invertzucker:** Gemisch aus Traubenzucker und Fruchtzucker
- **Laktose:** Milchzucker
- **Maltodextrin:** Mehrfachzucker, nicht süß schmeckend, Abbauprodukt von Stärke, wird in bestimmten Lebensmitteln als Trennmittel eingesetzt, z. B. in Aspartam zum Streuen
- **Maltose:** Malzzucker
- **Melasse:** sirupartiger Rückstand bei der Zuckergewinnung
- **Monosaccharide:** Einfachzucker, z. B. Traubenzucker
- **Oligosaccharide:** Mehrfachzucker
- **-ose:** Endung vieler Zuckerarten
- **Saccharose:** Rohr- und Rübenzucker, Haushaltszucker, nicht verwechseln mit Saccharin (Süßstoff)!
- **Stärke:** Vielfachzucker, z. B. in Kartoffeln, Brot, Nudeln, Reis
- **Zuckeralkohole:** Zuckeraustauschstoffe (Sorbit, Isomalt, Lactit, Mannit, Maltit, Polydextrose, Erythrit, Xylit)
- **Zuckercouleur:** brauner Farbstoff, entsteht durch starkes, trockenes Erhitzen von Haushaltszucker, Nummer E 150 in der Zutatenliste.

Ich teste mich selbst

Fragen zum Thema „Welche Nahrungsmittel erhöhen den Blutzucker?"

Antworten ➤ 20.1

1. Sie speisen in einem gutbürgerlichen Restaurant und wählen paniertes Schnitzel mit Salzkartoffeln, dazu Erbsen und Möhren. Welche Nahrungsmittel berechnen Sie als KE?

a) alle
b) die Panade des Schnitzels und die Salzkartoffeln
c) nur die Salzkartoffeln
d) Möhren und Salzkartoffeln

2. Wenn Sie Kekse, die als „zuckerfrei“ deklariert sind, essen, sollten Sie
   a) entsprechend der auf der Verpackung angegebenen Kohlenhydratmenge Insulin dafür spritzen.
   b) die Zuckeraustauschstoffmenge abziehen und nur für den verbleibenden Kohlenhydratanteil Insulin spritzen.
   c) die angegebene KE-Menge halbieren.
3. Diabetiker sollten
   a) alle kohlenhydrathaltigen Nahrungsmittel abwiegen.
   b) jedes Nahrungsmittel abwiegen.
   c) den Kohlenhydratgehalt der Speisen einschätzen können.
4. Hülsenfrüchte sollte man
   a) grundsätzlich voll anrechnen.
   b) in üblichen Mengen nicht anrechnen.
   c) gar nicht anrechnen.
   d) in ihrer Blutzuckerwirksamkeit individuell austesten.

6.4 Getränke

6.4.1 Alkoholfreie Getränke

Diabetiker brauchen ebenso viel Flüssigkeit wie andere Menschen auch (mindestens 1,5 l täglich). Bei Hitze, erhöhter Körpertemperatur oder schwerer körperlicher Arbeit ist der Bedarf erhöht. Ein zusätzlicher Flüssigkeitsbedarf entsteht bei hohen Blutzuckerwerten. Die im Folgenden genannten Getränke sind kohlenhydratfrei, sie erhöhen daher den Blutzucker nicht.

Getränke, die den Blutzucker nicht erhöhen

- Mineralwasser
- Kaffee, Malzkaffee
- Tee
- Diätlimonade, Light-Getränke.

Die folgenden Getränke enthalten Kohlenhydrate und werden deshalb als KE berechnet.

Getränke, die den Blutzucker erhöhen

- Colagetränke
- Limonade
- Malzbier
- Fruchtsaftgetränke, Nektar, Schorle
- reine Fruchtsäfte (100 % Saft)
- Milch (alle Fettgehaltsstufen), Buttermilch, Kefir, Molke
- alkoholfrei: Bier, Wein, Sekt
- Gemüsesäfte (geringe Blutzuckerwirkung).

6.4.2 Alkoholische Getränke

Alkohol ist für Diabetiker genauso schädlich wie für Nichtdiabetiker. Hinzu kommt beim Diabetiker noch das Risiko, nach Alkoholgenuss zu unterzuckern, denn Alkohol hemmt die Zuckerneubildung der Leber (➤ 10.1). Außerdem verzögert Alkohol die Magenentleerung. Die Kohlenhydrate gelangen dadurch langsamer ins Blut. Unterzuckerungen können Sie vermeiden, wenn Sie Folgendes beachten:

▼

Alkohol in kleinen Mengen ist auch für Diabetiker unproblematisch (s. u., 2-Gläser-Regel). Wenn Sie mehr Alkohol trinken: Essen Sie sicherheitshalber zusätzlich Kohlenhydrate oder spritzen Sie weniger Insulin. Besonders bei kohlenhydratarmen oder -freien alkoholischen Getränken steigt das Unterzuckerungsrisiko. Spritzen Sie für alkoholische Getränke, auch wenn sie Kohlenhydrate enthalten, kein Insulin, sonst erhöhen Sie Ihr Risiko, eine schwere Unterzuckerung zu bekommen. Ebenso gefährlich wäre es allerdings, vor einer Feier mit Alkohol das Insulin ganz wegzulassen. Unterzuckerungen nach abendlichem Alkoholkonsum treten häufig in der zweiten Hälfte der Nacht auf. Es kann jedoch auch erst am nächsten Vormittag zu einer Unterzuckerung kommen. Achten Sie darauf, wie und wann Sie mit Ihrem Blutzucker auf Alkohol reagieren. Wir empfehlen generell, erhöhte Werte vor dem Schlafengehen nach Alkoholgenuss nicht mit Insulin zu korrigieren. Eventuell ist es sogar sinnvoll, auch weniger zum Frühstück zu spritzen als sonst.

Das Unterzuckerungsrisiko bei Alkoholgenuss nach Sport wird häufig unterschätzt. Der Blutzucker sinkt, weil einerseits Alkohol die Zuckerneubildung hemmt, andererseits die leeren Zuckerspeicher in der Muskulatur wieder aufgefüllt werden.

Trinken Sie nach sportlicher Betätigung nur wenig Alkohol. Überwachen Sie Ihren Blutzucker besonders gut. Informieren Sie vorsorglich Ihre Angehörigen: Nach Alkoholgenuss kann Glukagon zur Behandlung einer Unterzuckerung mit Bewusstlosigkeit weniger wirksam sein als sonst. Ihre Angehörigen sollten bei einer alkoholbedingten Unterzuckerung mit Bewusstlosigkeit daher den Notarzt rufen.

Eine gute Hilfe für den Umgang mit Alkohol sind die folgenden 2 Regeln:

Zwei-Gläser-Regel

Sie gehen kein Unterzuckerungsrisiko ein, wenn Sie nicht mehr als 2 Gläser eines alkoholischen Getränkes, im üblichen Glas serviert, trinken.

Insulin-Regel

Spritzen Sie für alkoholische Getränke kein Insulin.

Früher galten alkoholische Getränke, die Zucker enthalten, für Diabetiker als „verboten". Dies ist unberechtigt, da Zucker in der Ernährung für Menschen mit Diabetes kein besonderes Problem darstellt. Bei kohlenhydratreichen alkoholischen Getränken ist die Gesamtwirkung auf den Blutzucker schwer abzuschätzen. Es ist aber

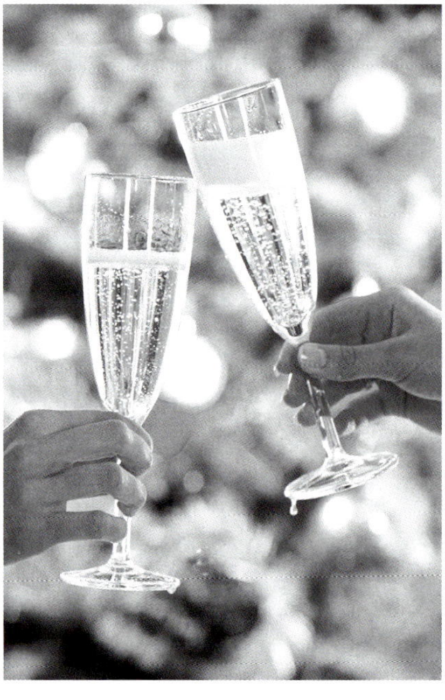

Abb. 6.2 Sekt trinken – ein Problem? [J787]

in der Regel kein besonderes Problem, auch einmal ein Glas eines stärker gesüßten alkoholischen Getränks (z. B. einen Dessertwein) zu trinken, der Blutzucker wird dadurch nur geringfügig erhöht.

Die folgende Übersicht gibt Ihnen eine Orientierung über den Zuckergehalt der verschiedenen alkoholischen Getränke:

Der Zuckergehalt alkoholischer Getränke

- **Biere:** enthalten bis zu 40 g/l verwertbaren Zucker (Pils, Export, Kölsch, Altbier, Weizenbier), Bockbier sogar bis 70 g/l. Weniger Kohlenhydrate enthält Light-Bier (bis 20 g/l).
- **Weine:** Trockene Weine enthalten 5–10 g/l Gesamtzucker. Dazu gehören Weine mit dem gelben Weinsiegel (bis 9 g/l), die meisten Weine Frankreichs und der Mittelmeerländer (Bordeaux, Chianti, Rioja, Demestica, Frascati secco, Retsina) sowie Sake. Mehr Zucker enthalten halbtrockene Weine, z. B. mit grünem Weinsiegel: bis 18 g/l Gesamtzucker. Süße Weine sind Weine mit rotem Weinsiegel (über 18 g/l Gesamtzucker), Trockenbeerenauslesen, Eiswein, Süßweine wie Imiglykos, Kadarka, Tokayer, Dessertweine wie Portwein, Sherry, Malaga, Madeira.
- **Schaumweine** (➤ Abb. 6.2): Sehr trocken sind Champagner, Sekt brut (unter 15 g/l), Sekt extra trocken/extra dry (12–20 g/l). Trockener Sekt enthält 17–35 g/l, halbtrockener 35–50 g/l und süßer über 50 g/l Gesamtzucker.
- **Branntweine:** enthalten praktisch keinen Zucker (Aquavit, Arrak, Brandy, Calvados, Cognac, Fernet Branca, Gin, Genever, Himbeergeist, Kirschwasser, Korn, Kräuterschnäpse, Metaxa, Obstler, Ouzo, Rum, Slibowitz, Weinbrand, Whisky, Wodka, Zwetschgenwasser). Sie werden zwar aus kohlenhydrathaltigen Rohstoffen wie Getreide, Kartoffeln, Obst gewonnen, der Zucker wird jedoch bei der Gärung in Alkohol umgewandelt.
- **Liköre:** enthalten bis zu 200–300 g/l Gesamtzucker (z. B. Bitterlikör, Campari, Eierlikör, Kirschlikör), ähnlich sind aufgesetzte Brände (Apfelkorn).
- **Cocktails:** enthalten überwiegend größere Mengen Zucker, z. B. Piña Colada (12–24 g pro Getränk). Trockene Cocktails sind Margarita (3–6 g) oder Manhattan (4–5 g).
- **Alkopops:** enthalten 20–30 g Kohlenhydrate pro Flasche, je nach Saftanteil.

Der Zuckergehalt ist bei alkoholischen Getränken in der Regel nicht angegeben. Bei einer Gesamtzuckerangabe sind meist verschiedene Zucker enthalten, die unterschiedlich blutzuckerwirksam sind. Die Wirkung lässt sich nicht zuverlässig abschätzen. Sammeln Sie eigene Erfahrungen, wenn Sie ein Getränk häufiger trinken.

Ich teste mich selbst

Fragen zum Thema „Getränke"

Antworten ➤ 20.1

1. Wie viele Gläser eines alkoholischen Getränks können Sie ohne erhöhtes Unterzuckerungsrisiko trinken?
2. Sie testen nach einem geselligen Abend (mit Alkoholgenuss) vor dem Zubettgehen den Blutzucker. Er liegt bei 300 mg/dl. Wie viel Insulin würden Sie zur Blutzuckerkorrektur spritzen?
3. Erhöht alkoholfreies Bier den Blutzucker?
4. Rum wird aus Zuckerrohr hergestellt. Warum erhöht Rum dennoch nicht den Blutzucker?
5. Wenn Sie mehr als zwei Gläser Alkohol trinken, ist es sinnvoll
   a) zusätzlich Insulin zu spritzen.
   b) zusätzlich Kohlenhydrate zu essen.

6.5 Spezielle Ernährungsempfehlungen

6.5.1 Ernährungsempfehlungen bei diabetesbedingter Nierenerkrankung

Die Mikroalbuminurie (geringfügig erhöhte Eiweißausscheidung im Urin) ist meist ein frühes Zeichen einer diabetischen Nierenerkrankung (➤ 14.2). Beim ersten Auftreten einer Mikroalbuminurie sind die Veränderungen in den Nieren noch rückbildungsfähig. Neben anderen Maßnahmen trägt eine reduzierte Eiweißzufuhr zu einer Besserung bei. Bei ausgeprägteren Nierenveränderungen konnten mehrere Studien belegen, dass eine Verringerung der Eiweißzufuhr in der Nahrung die Weiterentwicklung der Erkrankung verlangsamt. Wir empfehlen deshalb Diabetikern mit Nierenerkrankung, ihren Eiweißverbrauch zu verringern. Es bedeutet ein Mehr an Überlegung und Einschränkung, wenn ein Diabetiker zusätzlich zur Kohlenhydratberechnung auch noch die Eiweißmengen beachten muss, aber mit etwas

Übung kann dies zur Routine werden. Probieren Sie es bitte aus und entscheiden Sie dann, inwieweit Sie unseren Empfehlungen folgen können. Angaben zum Eiweißgehalt verschiedener Nahrungsmittel finden Sie in Nährwerttabellen (siehe Literaturhinweise ➤ 20.3). Mit ihrer Hilfe können Sie die Menge Eiweiß ausrechnen, die Sie pro Tag zu sich nehmen.

Die Deutsche Gesellschaft für Ernährung (DGE) empfiehlt Erwachsenen, täglich nicht mehr als 0,8 g Eiweiß pro Kilogramm Körpergewicht mit der Nahrung aufzunehmen. Diese Menge entspricht 12–15 % des Energiebedarfs. Untersuchungen haben ergeben, dass im Durchschnitt 1,3 g Eiweiß pro Kilogramm Körpergewicht in Deutschland gegessen werden – wir essen z. B. zu viel Fleisch, Wurst und zu viel Käse. Daher bedeutet die Realisierung der wünschenswerten Eiweißzufuhr eine Verlagerung der bisherigen Ernährungsgewohnheiten auf pflanzliche Kost. Die Ernährung wird damit auf den natürlichen Eiweißbedarf hin normalisiert.

Wir nehmen mit den Nahrungsmitteln pflanzliches und tierisches Eiweiß zu uns. Pflanzliches Eiweiß ist im Getreide (Brot und Nährmittel), in Kartoffeln, Hülsenfrüchten, Sojaprodukten und in kleinen Mengen auch in Gemüse und Obst enthalten. Tierisches Eiweiß ist in Fleisch, Wurst, Fisch, Milch, Milchprodukten und Eiern enthalten.

Will man Eiweiß einsparen, so sollte man eiweißreiche tierische Nahrungsmittel knapp halten. Man kann aber nicht ganz auf tierisches Eiweiß verzichten, da wir einige Eiweißbausteine (Aminosäuren) für den Zellaufbau benötigen. Der Körper kann einige dieser Eiweißbausteine nicht selbst herstellen. Wir finden sie hauptsächlich in tierischen Nahrungsmitteln, wobei Milch, Milchprodukte und Eier hochwertigeres Eiweiß liefern als Fleisch, Wurst und Fisch.

Versuchen Sie, sich schrittweise umzustellen. Beginnen Sie zuerst mit der Halbierung Ihrer Fleisch-, Fisch-, Wurst- und Käseportionen. Steigern Sie langsam die Zahl der fleischlosen Tage. Es ist sinnvoll, nur 2- bis 3-mal in der Woche eine kleine Portion Fleisch oder Fisch zu essen.

Das Rauchen hat ebenfalls schädliche Einflüsse auf eine diabetesbedingte Nierenerkrankung. Es ist wichtig, mit dem Rauchen aufzuhören (➤ 14.7).

6.5.2 Ernährungsempfehlungen bei erhöhten Blutfettwerten

Bei schlecht eingestelltem Diabetes sind die Blutfettwerte erhöht (Cholesterin, Triglyzeride). Wenn Sie trotz guter Blutzuckerwerte erhöhte Blutfettwerte haben, wird Ihr Arzt mit Ihnen über Therapiemöglichkeiten sprechen. Studien haben ergeben, dass durch die Senkung der Blutfettwerte Herzinfarkte und Schlaganfälle seltener auftreten. Oftmals werden Medikamente notwendig sein.

In Bezug auf Ihre Ernährung sollten Sie Folgendes bedenken:

- Falls Sie Übergewicht haben, vermindern Sie Ihr Körpergewicht, indem Sie Fett bei der Ernährung einsparen (Streich- und Kochfett, versteckte Fette).
- Essen Sie weniger Nahrungsmittel tierischer Herkunft, um gesättigte Fettsäuren in der Ernährung einzusparen.
- Meiden Sie „Cholesterinbomben" wie:
  - Innereien
  - Eigelb
  - Tintenfisch, Schalen- und Krustentiere (z. B. Krabben, Krebse, Muscheln, Austern).
- Bevorzugen Sie pflanzliche Fette. Günstig sind z. B. hochwertige Margarine, Olivenöl, Rapsöl und Sonnenblumenöl.

Sie unterstützen die Wirkung von Ernährungsveränderungen, wenn Sie körperlich aktiv sind. Dadurch steigt das gefäßschützende HDL-Cholesterin an. Falls Sie rauchen, versuchen Sie, mit dem Rauchen aufzuhören (➤ 14.7).

Wenn bei Ihnen die Triglyzeride erhöht sind, empfehlen wir Ihnen zusätzlich:

Schränken Sie Ihren Zuckerverbrauch ein, auch den Verzehr von Zuckeraustauschstoffen. Schränken Sie Ihren Alkoholkonsum ein.

6.5.3 Ernährungsempfehlungen bei Bluthochdruck

Bluthochdruck schädigt Herz, Nieren und die Gefäße, deshalb muss er behandelt werden. Auch leichtere Formen des Bluthochdrucks werden bei Typ-1-Diabetikern heute frühzeitig mit Medikamenten behandelt. Bei bereits vorhandenem Nierenleiden ist das besonders wichtig.

Sie können durch das Beachten spezieller Ernährungsregeln die Wirkung des Medikaments unterstützen und u. U. sogar die Dosis senken:

- Falls Sie Übergewicht haben, versuchen Sie abzunehmen.
- Falls Sie regelmäßig Alkohol trinken, reduzieren Sie Ihren Alkoholkonsum. Sie können dadurch wahrscheinlich Ihren Blutdruck senken.
- Kochsalzarme Ernährung kann bei einem Teil der Betroffenen den Blutdruck senken.

Was Sie noch tun können: Lernen Sie, Ihren Blutdruck selbst zu messen. Treiben Sie regelmäßig eine Ausdauersportart und rauchen Sie nicht. Erkundigen Sie sich, ob Ihr Diabeteszentrum eine Bluthochdruckschulung anbietet.

Literaturhinweise zum Thema Bluthochdruck ➤ 20.3

6.5.4 Empfehlungen zur Gewichtsreduktion

Wenn Sie übergewichtig sind und abnehmen wollen, setzen Sie sich realistische Ziele. Für einen langfristigen Erfolg ist es sinnvoll, langsam über einen längeren Zeitraum abzunehmen, z. B. 1 kg im Monat. Blitzdiäten haben in der Regel nur kurzfristigen Erfolg. Hilfen erhalten Sie z. B. von Krankenkassen, Volkshochschulen oder in Selbsthilfegruppen.

Was bei der Gewichtsabnahme hilft:

- Schränken Sie Ihren Fettverbrauch ein. Achten Sie besonders auf versteckte Fette.
- Meiden Sie alkoholische Getränke, da der Kaloriengehalt fast so hoch ist wie der von Fett.
- Wenn Sie eine Einschränkung der Kohlenhydrate der Fettreduktion vorziehen („Low-Carb"-Diät), sollten Sie nicht weniger als 7 KE am Tag essen.
- Einigen Menschen hilft es, eine Mahlzeit pro Tag durch eine Formuladiät zu ersetzen.
- Versuchen Sie, Ihren Energieverbrauch zu steigern, indem Sie Ausdauersport machen, wie Laufen, Walking, Schwimmen oder Radfahren.

Eine langfristige Gewichtsabnahme bedeutet meist eine dauerhafte Veränderung von Lebensgewohnheiten. Deswegen ist es so schwierig,

Gewicht abzunehmen. Sie sollten sich genau überlegen, ob Sie immer wieder neue Versuche zum Abnehmen starten. Denn wer immer wieder eine Reduktionsdiät durchführt, nimmt oft sogar zu. Seien Sie nicht zu ehrgeizig. Es kann auch schon ein Erfolg sein, wenn Sie Ihr Gewicht halten.

Versuchen Sie, für sich zu klären, welche Bedeutung das Gewicht in Ihrem Leben hat. Vielleicht gelingt es Ihnen, sich mit Ihrem Übergewicht zu arrangieren.

KAPITEL

7 Grundlagen der Insulintherapie

Für Menschen mit Typ-1-Diabetes ist die Insulintherapie lebenswichtig. Regelmäßig beim Essen an das Blutzucker-Messen und Spritzen denken zu müssen, bedeutet aber auch eine Einschränkung. Eine gute Insulintherapie soll möglichst normale Blutzuckerwerte ermöglichen, ohne dass die Lebensqualität sinkt.

7.1 Die Basis-Bolus-Therapie ahmt die Natur nach

Beim Nichtdiabetiker gibt die Bauchspeicheldrüse kontinuierlich die Mengen von Insulin in den Blutkreislauf, die der Körper zur Aufrechterhaltung normaler Blutzuckerspiegel benötigt (➤ Abb. 7.1). Zu den Mahlzeiten schütten die Inselzellen der Bauchspeicheldrüse rasch große Mengen an Insulin aus. Dadurch kann die mit dem Essen aufge-

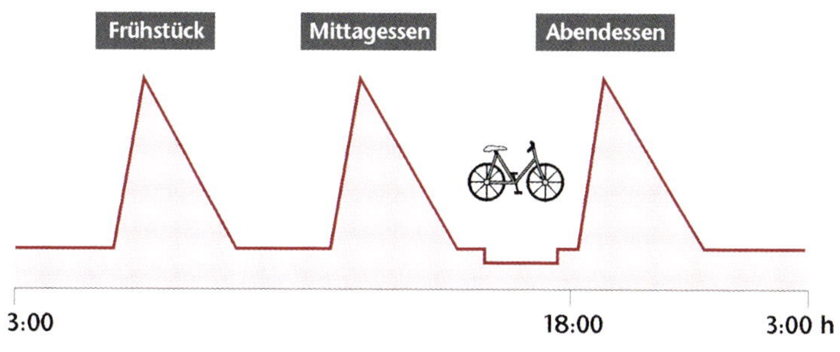

Abb. 7.1 Insulinausschüttung beim Nichtdiabetiker [L157]

nommene Glukose schnell in die Zellen des Körpers zur Energiegewinnung eingeschleust werden. Der Blutzucker beim Menschen ohne Diabetes steigt in der Regel nicht über 140 mg/dl. Aber auch zwischen den Mahlzeiten und nachts benötigt der Körper Insulin, damit Stoffwechselvorgänge wie Glukoseproduktion und -speicherung im Gleichgewicht bleiben.

Bei der Basis-Bolus-Therapie (BBT) spritzt man täglich ein Verzögerungsinsulin (VI) zur Aufrechterhaltung des Stoffwechsels als „Basis" und zu den Mahlzeiten als „Bolus" kurzwirkendes Insulin (➤ Abb. 7.2a, ➤ Abb. 7.2b, ➤ Abb. 7.2c, ➤ Abb. 7.2d, ➤ Abb. 7.2e).

Ein großer Vorteil der BBT besteht darin, dass man den Blutzuckerspiegel mehrfach am Tag mit kurzwirkendem Insulin selbst steuern kann. Normalinsulin (NI) und Analoginsuline mit beschleunigter Wirkung stehen als Bolusinsulin zur Verfügung. Wir fassen im Folgenden beide Formen als „kurzwirkendes Insulin" zusammen. NPH-Insuline – Normalinsulin mit einem Verzögerungsstoff in trüber Mi-

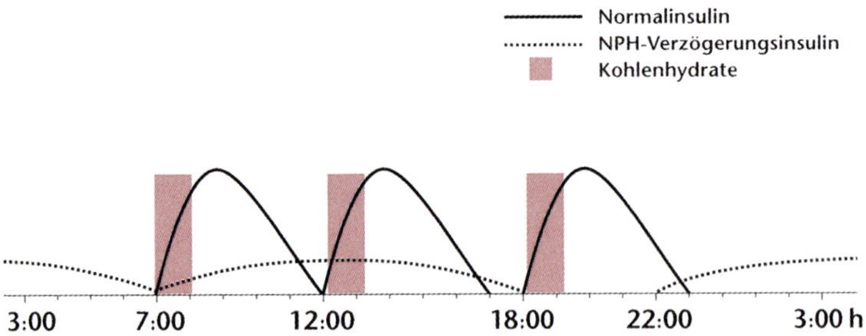

Abb. 7.2a Basis-Bolus-Therapie mit 2 × NPH-Verzögerungsinsulin und Normalinsulin [L157]

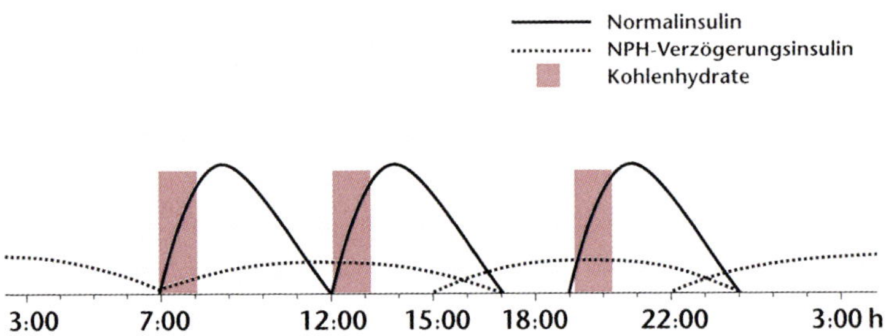

Abb. 7.2b Basis-Bolus-Therapie mit 3 × NPH-Verzögerungsinsulin und Normalinsulin [L157]

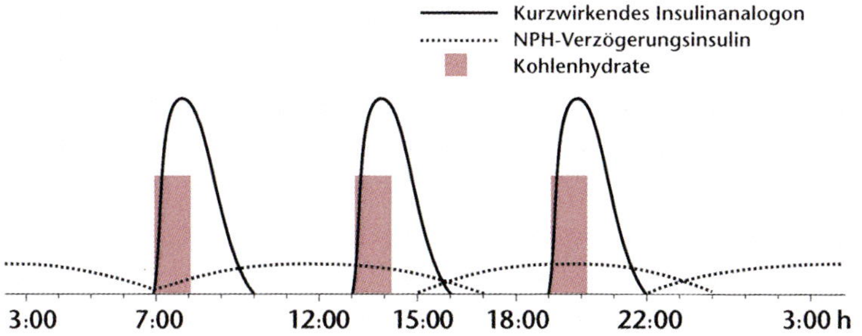

Abb. 7.2c Basis-Bolus-Therapie mit 3 × NPH-Verzögerungsinsulin und kurzwirkendem Analoginsulin [L157]

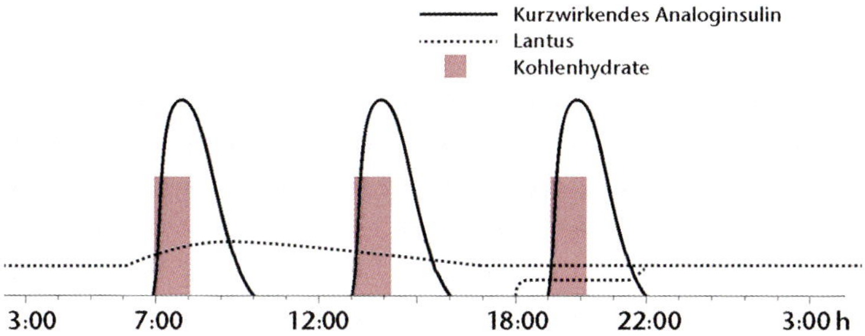

Abb. 7.2d Basis-Bolus-Therapie mit Lantus und kurzwirkendem Analoginsulin [L157]

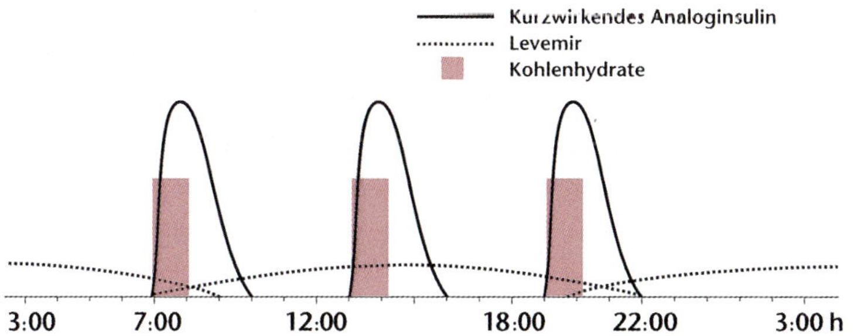

Abb. 7.2e Basis-Bolus-Therapie mit 2 × Levemir und kurzwirkendem Analoginsulin [L157]

schung (➤ Abb. 7.2a, ➤ Abb. 7.2b, ➤ Abb. 7.2c) und Analoginsuline mit verzögerter Wirkung (➤ Abb. 7.2d und ➤ Abb. 7.2e) – werden als Verzögerungsinsuline bezeichnet. Analoginsuline sind Insulinsorten, bei denen Normalinsulin mithilfe gentechnischer Verfahren verändert wurde, um die Wirkdauer zu verkürzen oder zu verlängern.

7.2 Die „Zwei-Spritzen-Therapie"

Einige Patienten ziehen es vor, nur zweimal täglich zu spritzen. Sie spritzen Mischinsuline aus kurzwirkendem Insulin und Verzögerungsinsulin (➤ Abb. 7.3).

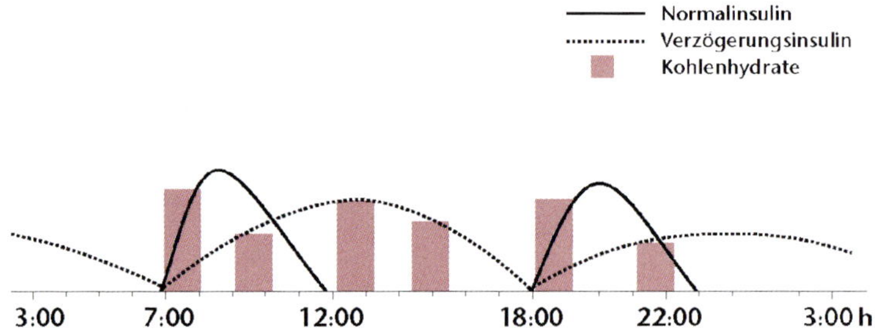

Abb. 7.3 Kohlenhydrataufnahme und Insulinspiegel bei zwei Insulininjektionen in freier Mischung/Mischinsulin [L157]

Nachteile dieser Therapie sind die schlechtere Steuerbarkeit des Blutzuckers und die Notwendigkeit, die kohlenhydrathaltigen Nahrungsmittel zeitlich und mengenmäßig festgelegt essen zu müssen. Diese Therapie nennt man konventionelle Insulintherapie (CT). Erhöhte Blutzuckerwerte kann man mit dieser Methode nicht kurzfristig durch zusätzliches Insulin senken. Viele Betroffene essen dann weniger oder bewegen sich zusätzlich.

Größere Flexibilität in Blutzuckersteuerung und Kohlenhydrataufnahme bietet das „freie Mischen" von Verzögerungsinsulin und kurzwirkendem Insulin morgens und abends. Doch auch bei dieser Methode ist z. B. das Auslassen oder Verschieben der Mittagsmahlzeit wegen der hohen Insulinspiegel mittags nicht möglich.

Die meisten Typ-1- und viele Typ-2-Diabetiker entscheiden sich heute für eine Basis-Bolus-Therapie, weil sie damit fast wie ein Nichtdiabetiker leben können, bei gleichzeitig besseren Blutzuckerwerten. Unsere Beispiele zur Insulinanpassung beziehen sich deshalb auf die Basis-Bolus-Therapie.

7.3 Wie die Insuline wirken

Die Bauchspeicheldrüse bildet nur eine Sorte Insulin. Humanes Normalinsulin, das von verschiedenen Herstellern zur Verfügung gestellt wird, ist mit diesem identisch. Durch Beimischung von Verzögerungsstoffen kann die Wirkdauer verlängert werden. Daneben gibt es gentechnologisch veränderte Analoginsuline. Durch Austausch einiger Bausteine im Insulinmolekül entstehen Insuline mit unterschiedlichem Wirkeintritt und unterschiedlicher Wirkdauer. Für die Basis-Bolus-Therapie ist eine Unterteilung in kurzwirkendes Insulin (Bolus) und Verzögerungsinsulin (Basis) wichtig. In ➤ Tab. 7.1a und ➤ Tab. 7.1b sind die Zeiten so angegeben, wie sie im Alltag der meisten Betroffenen erlebt werden. Unter experimentellen Bedingungen können viel längere Wirkzeiten nachgewiesen werden, die aber in der praktischen Anwendung keine Bedeutung haben.

Bei allen Überlegungen zur Insulindosierung sollten Sie die Wirkweise Ihrer Insuline kennen (➤ Tab. 7.1a und ➤ Tab. 7.1b).

➤ Tab. 7.2a und ➤ Tab. 7.2b und ➤ Tab. 7.3a und ➤ Tab. 7.3b zeigen die in Deutschland am meisten verwendeten Insuline der Konzentration U-100. Insulin U-40 wird von Patienten kaum noch benutzt und ist deshalb nicht erwähnt.

Tab. 7.1a Wirkung von kurzwirkendem Insulin

	Normalinsulin	kurzwirkendes Analoginsulin
Wirkungseintritt	nach 10–15 Minuten	sofort
stärkste Wirkung	nach 2–3 Stunden	nach 1–2 Stunden
Wirkdauer	ca. 4–6 Stunden	ca. 3–4 Stunden
Größere Mengen wirken länger, dies ist bei Normalinsulin stärker ausgeprägt.		

Tab. 7.1b Wirkung von Verzögerungsinsulin

	NPH-Verzögerungsinsulin	Levemir (mittellang wirkendes Analoginsulin)	Lantus (langwirkendes Analoginsulin)
Wirkungseintritt	nach 1–2 Stunden	nach ca. 2 Stunden	nach 3–4 Stunden
stärkste Wirkung	nach 4–6 Stunden	gering ausgeprägt nach 6–8 Stunden	gering ausgeprägt nach 12–16 Stunden
Wirkdauer	ca. 8–12 Stunden	ca. 12–16 Stunden	ca. 24 Stunden
Größere Mengen wirken länger, kleinere kürzer.			

Tab. 7.2a Kurzwirkende Insuline (Normalinsulin)

Normalinsulin Durchstechflasche 10 ml	Normalinsulin Fertigpen	Normalinsulin Patrone
Actrapid	Actrapid InnoLet	Actrapid Penfill
	Actrapid FlexPen	
		Berlinsulin H Normal
Huminsulin Normal		Huminsulin Normal
Insuman Infusat	Insuman Rapid SoloStar	Insuman Rapid

Tab. 7.2b Kurzwirkende Insuline (Analoginsulin)

Analoginsulin Durchstechflasche 10 ml	Analoginsulin Fertigpen	Analoginsulin Patrone
Apidra Humalog Liprolog NovoRapid	Apidra SoloStar Humalog KwikPen Liprolog KwikPen NovoRapid FlexPen	Apidra Humalog Liprolog NovoRapid Penfill

Alle NPH-Insuline sind mit kurzwirkenden Insulinen der gleichen Konzentration in einer Spritze mischbar. Mischungen mit kurzwirkenden Analoginsulinen sollten rasch gespritzt werden. Lantus und Levemir sind nicht mit anderen Insulinen mischbar.

➤ Tab. 7.3a und ➤ Tab. 7.3b zeigen die in Deutschland am meisten verwendeten Verzögerungsinsuline.

Tab. 7.3a NPH-Verzögerungsinsuline

NPH-Insulin Durchstechflasche 10 ml	NPH-Insulin Fertigpen	NPH-Insulin Patrone
		Berlinsulin H Basal
Huminsulin Basal	Huminsulin Basal KwikPen	Huminsulin Basal
	Insuman Basal SoloStar	Insuman Basal
	Protaphane InnoLet	Protaphane Penfill
	Protaphane FlexPen	

Tab. 7.3b Langwirkende Analoginsuline

langwirk. Analoginsulin Durchstechflasche 10 ml	langwirk. Analoginsulin Fertigpen	langwirk. Analoginsulin Patrone
	Lantus SoloStar Levemir FlexPen	Lantus Levemir

7.4 Der Insulinbedarf kann sich verändern

Wer regelmäßig Blutzuckerkontrollen durchführt, weiß, dass der Insulinbedarf schwankt.

Die folgenden Bedingungen beeinflussen den Insulinbedarf:

- Essensmenge
- Stoffwechsellage: Insulin wirkt bei hohen Blutzuckerwerten vermindert, insbesondere wenn Ketone im Blut oder Urin nachweisbar sind.
- Körperliche Aktivität: Kann den Insulinbedarf senken, auch noch einige Stunden nach dem Ende der Aktivität.
- Infekte und andere Erkrankungen: Hierunter kann es zu einem deutlich erhöhten Insulinbedarf kommen.
- Medikamente: Vor allem Kortison erhöht den Insulinbedarf.
- Hormonelle Situation: Z. B. in Pubertät und Schwangerschaft ändert sich der Insulinbedarf dauernd, Menstruation und Klimakterium können ebenfalls einen Einfluss haben.
- Eigene Insulinproduktion: Diabetiker in der Remissionsphase müssen meist sehr wenig Insulin spritzen.
- Gewichtsveränderung: Eine Gewichtsabnahme kann den Bedarf an Insulin reduzieren, umgekehrt steigt der Insulinbedarf bei Gewichtszunahme meist an.

Manche Menschen haben den Eindruck, dass Stress ihre Blutzuckerwerte beeinflusst. Wissenschaftliche Studien zu diesem Thema haben sehr unterschiedliche Ergebnisse erbracht: Blutzuckersenkungen, Blutzuckererhöhungen oder gar keine Veränderungen. Wahrscheinlich spielt für die meisten Betroffenen Stress nur eine geringe Rolle für den Blutzucker. Wenn Sie durch wiederholte Messungen vor und nach einem Stressereignis deutliche Blutzuckerveränderungen feststellen, können Sie vielleicht unerklärliche Schwankungen besser verstehen. Es ist aber in der Regel nicht empfehlenswert, dies bei der Therapie im Voraus zu berücksichtigen und z. B. die Insulindosen auf einen erwarteten Stress anzupassen.

Denken Sie bei Blutzuckerschwankungen aber auch an mögliche Veränderungen an den Spritzstellen (Lipohypertrophien). Lesen Sie dazu auch ➢ 5.5.

Manchmal findet sich kein ersichtlicher Grund für einzelne oder mehrere unerwartete Blutzuckerwerte. Dies sollte kein Grund zur Beunruhigung sein; denn mit Hilfe von Regeln zur Insulinanpassung kann der geschulte Diabetiker auf seine Stoffwechselwerte flexibel reagieren.

Ich teste mich selbst

Fragen zum Thema „Grundlagen der Insulintherapie"

Antworten ➤ 20.1

1. Wann setzt die Wirkung eines kurzwirkenden Analoginsulins ein?
   a) 4–6 Stunden nach der Injektion
   b) 10–15 Minuten nach der Injektion
   c) sofort
2. Wann entfaltet Normalinsulin seine stärkste Wirkung?
   a) 15 Minuten nach der Injektion
   b) 2–3 Stunden nach der Injektion
   c) 4–6 Stunden nach der Injektion
3. Wovon ist die Wirkdauer eines Insulins abhängig?
   a) vom Insulintyp (kurzwirkendes Insulin oder Verzögerungsinsulin)
   b) von der gespritzten Menge
   c) vom aktuellen Blutzuckerwert
4. Wie lange wirkt ein Verzögerungsinsulin vom NPH-Typ?
   a) 6 Stunden
   b) 8–12 Stunden
   c) 24 Stunden

KAPITEL

8 Insulinanpassung bei Basis-Bolus-Therapie

Wenn Sie sich für eine Basis-Bolus-Therapie entschieden haben, sollten Sie diese am besten im Rahmen einer Diabetikerschulung erlernen. Hier finden Sie die wichtigsten Regeln:

8.1 Grundprinzipien der Basis-Bolus-Therapie

Basis (das Verzögerungsinsulin) und Bolus (kurzwirkendes Insulin) werden getrennt berechnet. Dadurch sind Verschiebungen im Tagesablauf, speziell in Bezug auf das Essen, möglich. Die Vorteile im Einzelnen:

- Sie können essen, wann, was und wie viel Sie wollen.
- Zwischenmahlzeiten können, müssen aber nicht gegessen werden.
- Sie können den Tagesablauf flexibel gestalten.

Voraussetzung für die Therapie ist, dass Sie bereit sind, vor jeder Hauptmahlzeit und vor dem Schlafengehen den Blutzucker zu messen und etwa 4-mal täglich Insulin zu spritzen.

Für die Basis wird in der Regel 1- bis 3-mal am Tag Verzögerungsinsulin gespritzt. Der Basisanteil sollte nicht mehr als 40 % bis max. 50 % der täglichen Insulindosis betragen.

Der Bolus besteht aus dem Insulin für das Essen und evtl. Insulin für die Korrektur eines zu hohen Blutzuckers. Hierfür wird nur kurzwirkendes Insulin (Normalinsulin oder kurzwirkendes Analoginsulin) gespritzt.

In ➤ 8.3 und ➤ 8.5, nachdem Sie alles Wesentliche über die Basis-Bolus-Therapie (BBT) wissen, finden Sie einen Vergleich der Vor- und Nachteile von Normal-, NPH- und Analoginsulinen. Sie können dann Ihre Entscheidung treffen, welche Insuline am besten zu Ihren Bedürfnissen passen.

8.1.1 Blutzucker-Zielwert

Besprechen Sie mit Ihrem Diabetologen, welche Blutzuckerwerte für Sie sinnvoll sind. Normalerweise versuchen Diabetiker, annähernd die Blutzuckerwerte eines Nichtdiabetikers zu erreichen. Maßgeblich sind dafür die vor dem Essen gemessenen Blutzuckerwerte.

8

In bestimmten Lebenssituationen können unterschiedliche Blutzucker-Zielwerte sinnvoll sein:

- 90 mg/dl in der Schwangerschaft
- 100 mg/dl im „Normalfall"
- 120, 140 oder 160 mg/dl
  - bei häufigen Unterzuckerungen und/oder schlechter Wahrnehmung
  - bei Angst vor Unterzuckerungen
  - vorübergehend bei speziellen Veränderungen am Augenhintergrund.

Unseren Beispielen zur Insulinanpassung haben wir einen Blutzucker-Zielwert von 100 mg/dl (vor dem Essen) zugrunde gelegt.

8.2 Wie man das kurzwirkende Insulin dosiert

8.2.1 Das Insulin für das Essen: Insulinbedarf pro KE (KE-Faktoren)

Diabetiker möchten, wie andere Menschen auch, nicht immer gleich viel essen. Je nach Appetit können Sie bei jeder Mahlzeit Ihre KE-Menge frei wählen und Ihre Insulinmenge darauf abstimmen, wenn Sie wissen, wie viel Insulin Sie für eine KE benötigen (KE-Faktor). Ihre individuellen KE-Faktoren können Sie am besten im Rahmen einer Diabetikerschulung oder durch eigenes Ausprobieren ermitteln. An den Blutzuckerwerten sehen Sie, ob sich der KE-Faktor bewährt oder ob er verändert werden muss (➢ 8.2.6, Veränderung des KE-Faktors). Die meisten Diabetiker haben je nach Tageszeit einen unterschiedlichen Insulinbedarf. So kann man z. B. morgens 2 E, mittags 1 E, abends 1,5 E und nachts 1 E kurzwirkendes Insulin pro KE benötigen.

Bei einem anderen Diabetiker (z. B. mit geringem Insulinbedarf um 20 E pro Tag) können die KE-Faktoren auch so aussehen: morgens 1, mittags 0,5, abends 0,75 und zur Nacht wieder 0,5.

KE-Faktor = Anzahl der Einheiten kurzwirkenden Insulins pro KE.

8

Datum: 1.6. .... Arbeitstag ❐ Urlaubstag ❐ Mo ❐ Di ❐ Mi ❐ Do ❐ Fr ❐ Sa ❐ So ❐													
Uhrzeit		8		12			18			22			Gesamt
Blutzucker		100		110			90			120			
Azeton/Ketone													
KE		6		7			5						18
KE-Faktor		2		1			1,5						
Bolus		12		7			8						27
Basis		10								10			20
Bemerkungen	tolle BZ-Werte!												Korrektur-zahl: 40

Abb. 8.1 Tagebuchbeispiel für Mahlzeiteninsulin [M627]

So errechnet sich die Insulinmenge für eine Mahlzeit:

Gewählte KE-Menge × KE-Faktor = Insulinmenge für Mahlzeit

Hier ein **Tagesbeispiel** für das kurzwirkende Insulin zum Essen:

Morgens möchten Sie 6 KE essen. Pro KE benötigen Sie morgens zurzeit 2 Einheiten Insulin. Für das Frühstück benötigen Sie also 12 Einheiten Insulin (6 KE × KE-Faktor 2 = 12 E Insulin).

Beim **Mittagessen** wollen Sie 7 KE essen und spritzen 7 E Insulin, weil der KE-Faktor von 1 sich für Sie mittags bisher bewährt hat.

Abends entscheiden Sie sich für einen Restaurantbesuch und schätzen die servierte Portion Spaghetti Bolognese auf 5 KE ein. Da Sie pro KE zurzeit 1,5 Einheiten Insulin benötigen, errechnen Sie sich 7,5 Einheiten und runden auf 8 Einheiten auf.

Wir empfehlen das Führen eines Diabetes-Tagebuches. In dieses können Sie die Blutzuckerwerte, KE- und Insulinmengen eintragen. Für unser Tagesbeispiel sehen die Eintragungen so aus (➤ Abb. 8.1):

Die vor den Mahlzeiten gemessenen Blutzuckerwerte unseres Tagesbeispiels waren erfreulicherweise immer im Zielbereich. Die Faktoren waren also richtig.

Verwenden Sie Normalinsulin, sollte der Blutzucker 4–6 Stunden nach einer Hauptmahlzeit wieder im Zielbereich sein; bei Verwendung eines Analoginsulins nach 3–4 Stunden.

Datum: 1.6. .... Arbeitstag ❐ Urlaubstag ❐ Mo ❐ Di ❐ Mi ❐ Do ❐ Fr ❐ Sa ❐ So ❐													
Uhrzeit	6			12			18		22				Gesamt
Blutzucker	80			110			110		120				
Azeton/Ketone													
KE	4	2		7	2		5	2					22
KE-Faktor	2			1			1,5						
Bolus	12			9			11						32
Basis	10								10				20
Bemerkungen	tolle BZ-Werte!												Korrektur-zahl: 40

Abb. 8.2 Tagebuchbeispiel für vorgeplante Zwischenmahlzeiten (mit Normalinsulin) [M627]

8.2.2 Zwischenmahlzeiten – möglich, aber nicht notwendig!

Viele Diabetiker schätzen an der Basis-Bolus-Therapie, dass Zwischenmahlzeiten nicht notwendig sind. Möchten Sie jedoch Zwischenmahlzeiten essen, so haben Sie folgende Möglichkeiten:

Sie können für eine spontane Zwischenmahlzeit einen Extra-Bolus spritzen. Als KE-Faktor wählen Sie den Mittelwert des vorangegangenen und des nachfolgenden Faktors. Beispiel: Der KE-Faktor ist morgens 3, mittags 1, für die Zwischenmahlzeit benötigen Sie daher den KE-Faktor 2.

Wenn Sie Normalinsulin verwenden, können Sie eine voraussehbare Zwischenmahlzeit schon bei der vorangehenden Hauptmahlzeit einberechnen. Addieren Sie das Insulin für die Zwischenmahlzeit gleich zu dem Insulin für die Hauptmahlzeit hinzu. Benutzen Sie dabei den KE-Faktor, der für die Hauptmahlzeit gilt. Die Zwischenmahlzeit sollten Sie spätestens 3 Stunden nach der Insulininjektion essen, weil sonst die Gefahr einer Unterzuckerung besteht. Auch sollte sie nicht mehr KE enthalten als die Hauptmahlzeit. Haben Haupt- und Zwischenmahlzeit gleich viele KE, ist es ratsam, den Abstand zwischen den Mahlzeiten zu verringern (z. B. auf 2 Stunden).

Im Tagebuchausschnitt (➤ Abb. 8.2) finden Sie Beispiele für **geplante** Zwischenmahlzeiten mit Normalinsulin:

Dieser Diabetiker plante z. B. morgens 4 KE und ein zweites Frühstück von 2 KE. Pro KE benötigt er morgens zurzeit 2 Einheiten Normalinsulin. Insgesamt isst er also 6 KE. Er spritzt sich deshalb 12 Einheiten Normalinsulin (6 KE × KE-Faktor 2 = 12 E) vor dem ersten Frühstück um 6:00 Uhr. Da er das Insulin für das zweite Frühstück mit gespritzt hat, muss er die Zwischenmahlzeit bis spätestens 9:00 Uhr gegessen haben.

Versuchen Sie jetzt, die Berechnung des Insulinbedarfs anhand der Tagebuchaufzeichnung von ➤ Abb. 8.2 beim Mittag- und Abendessen nachzuvollziehen.

8.2.3 Korrektur des erhöhten Blutzuckers: das Korrekturinsulin

In unseren Beispielen zur Berechnung des Mahlzeitenbolus sind wir der Einfachheit halber von normalen Blutzuckerwerten ausgegangen. In der Realität ist aber oft eine Korrektur erhöhter Blutzuckerwerte erforderlich.

Das Korrekturinsulin ist die Menge kurzwirkenden Insulins, die Sie brauchen, um den Blutzucker innerhalb der nächsten Stunden wieder auf den gewünschten Zielwert zu senken.

Mit Hilfe Ihrer Korrekturregel können Sie die erforderliche Korrekturinsulinmenge berechnen.

Die Korrekturregel besagt: 1 Einheit kurzwirkendes Insulin senkt meinen Blutzucker um … mg/dl (Korrekturzahl).

Ihre individuelle, zurzeit geltende Korrekturregel (Korrekturzahl) können Sie z. B. im Rahmen einer Diabetikerschulung oder durch eigenes Austesten ermitteln (➤ 8.2.7). Eine Einheit kurzwirkendes Insulin senkt den Blutzucker je nach individueller Insulinempfindlichkeit um 20–60 mg/dl.

$$\text{Korrekturinsulin} = \frac{\text{aktueller Blutzucker minus Zielwert}}{\text{Korrekturzahl}}$$

Beispiel: Ihr aktueller Blutzucker ist 180 mg/dl, Sie haben eine Korrekturzahl von 40. Ihr angestrebter Blutzucker-Zielwert ist 100 mg/dl. Sie rechnen:

$$\frac{180\ \text{mg/dl} - 100\ \text{mg/dl}}{40\ \text{mg/dl}} = 2$$

Sie benötigen also 2 Einheiten kurzwirkendes Insulin, um den Blutzucker in den Normalbereich zu bringen.

Datum: 1.6.	Arbeitstag ❒ Urlaubstag ❒ Mo ❒ Di ❒ Mi ❒ Do ❒ Fr ❒ Sa ❒ So ❒												
Uhrzeit	7			12			18		24				Gesamt
Blutzucker	110			180			100		120				
Azeton/Ketone													
KE	4			7			6						17
KE-Faktor	2			1			1,5						
Bolus	8			7+2			9						26
Basis	10								10				20
Bemerkungen													Korrektur-zahl: 40

Abb. 8.3 Tagebuchbeispiel für Korrekturinsulin [M627]

Versuchen Sie nun, das Tagebuchbeispiel in ➤ Abb. 8.3 nachzuvollziehen:

Bei einem Ausgangsblutzucker von 180 mg/dl um 12:00 Uhr wurden zur Blutzuckerkorrektur 2 E Normalinsulin zum Mahlzeiteninsulin dazugerechnet und mitgespritzt. In diesem Beispiel hat der Blutzucker gegen 18:00 Uhr wieder den Normalbereich erreicht.

Es ist auch möglich – besonders bei sehr hohen Blutzuckerwerten –, zunächst nur das Korrekturinsulin zu spritzen. Später spritzen Sie das Insulin für die Mahlzeit – ohne Korrektur.

!

Vorsicht vor zu frühen Korrekturen! Korrigieren Sie einen erhöhten Blutzucker, obwohl das zuvor gespritzte Bolusinsulin noch wirkt, führt das zu Unterzuckerungen.

Meistens korrigiert man den Blutzucker zu den Hauptmahlzeiten und vor dem Zubettgehen.

▼

Korrigieren Sie erhöhte Blutzuckerwerte nicht zu früh: Warten Sie bei Normalinsulin mindestens 4 Stunden, bei Analoginsulin mindestens 3 Stunden. Passen Sie diese Zeiten den eigenen Erfahrungen bezüglich Ihrer Insulinwirkung an. Korrigieren Sie z. B. später, wenn das Insulin bei Ihnen länger wirkt.

Zu frühe Korrekturen kommen besonders häufig vor:

- bei Korrektur von erhöhten Blutzuckerwerten nach dem Essen
- bei spontanen Zwischenmahlzeiten
- bei zu häufigem Blutzuckertesten (4–6 Blutzuckertests pro Tag reichen in der Regel aus).

Wenn Sie vor dem Schlafengehen einen höheren Blutzucker korrigieren wollen, dosieren Sie das Korrekturinsulin vorsichtig! Sie riskieren sonst nächtliche Unterzuckerungen. Bewährt hat sich: nur die Hälfte des errechneten Korrekturinsulins spritzen. Liegt der Blutzucker vor dem Schlafengehen unter 120 mg/dl, essen Sie zusätzlich 1–2 KE, um einer nächtlichen Unterzuckerung vorzubeugen. Ausnahme: Schwangerschaft.

8.2.4 Korrektur zu niedriger Blutzuckerwerte: Traubenzucker!

Liegt Ihr Blutzucker unter dem Zielwert, so essen Sie bitte zusätzliche Kohlenhydrate, um Unterzuckerungen zu beheben bzw. vorzubeugen.

▼

Bei Blutzuckerwerten unter 80 mg/dl essen Sie bitte Traubenzucker, in der Schwangerschaft bei Blutzuckerwerten unter 65 mg/dl.

Dieses Vorgehen empfiehlt sich auch, wenn Sie sich unmittelbar vor einer Mahlzeit befinden. Also erst den Blutzucker mit Traubenzucker erhöhen, dann das Mahlzeiteninsulin spritzen und gleich essen.

Die jeweils erforderliche Traubenzuckermenge richtet sich nach der Blutzuckerhöhe (➤ 10.3). Im Normalfall können Sie damit rechnen, dass 10 g Traubenzucker (2 Täfelchen) den Blutzucker um 30–50 mg/dl erhöhen. Achtung: Bei Unterzuckerungen wird oft **mehr** Traubenzucker benötigt. Die gleiche Menge Traubenzucker reicht dann vielleicht gerade einmal, ein weiteres Absinken des Blutzuckers zu verhindern.

8.2.5 Wie man KE-Faktoren und Korrekturregel verändert

Da sich der Insulinbedarf verändern kann, sind die KE-Faktoren und die Korrekturregel ebenfalls keine feststehenden Größen (➤ 7.4). Sie sehen an Ihren Blutzuckerwerten, ob ihre Insulinanpassung stimmt. Bevor Sie etwas verändern, betreiben Sie „Ursachenforschung“ (Spritzfehler? KE falsch eingeschätzt? Bewegung nicht einkalkuliert? Erkrankung?). Bei einzelnen „Blutzuckerausreißern“ ist es oft schwierig, den Grund dafür zu finden. Bewahren Sie Ruhe und beobachten Sie, ob das Problem mehrmals auftritt. „Einmal ist keinmal.“

Wenn Sie oft korrigieren müssen, liegt der Verdacht nahe, dass KE-Faktor und/oder Korrekturregel nicht mehr stimmen. Es kann auch das Basisinsulin zu knapp sein.

Sollte die Ursache für einen veränderten Insulinbedarf eine Erkrankung sein, dann lesen Sie bitte zunächst ➢ 8.7.

8.2.6 Veränderung des KE-Faktors

In unserem nun folgenden Beispiel aus einem Diabetiker-Tagebuch (➢ Abb. 8.4) stieg der Blutzucker mittags auf 180 mg/dl an. Auch an den Tagen zuvor war der Blutzucker mittags stets höher als erwartet.

Spritzfehler oder falsches Einschätzen der Kohlenhydratmenge kamen als Ursache für den Blutzuckeranstieg nicht in Frage.

Es ist deutlich, dass der KE-Faktor nicht ausreicht. Durch Anheben des KE-Faktors auf 2,5 sind am nächsten Tag die Werte zum Mittag normal.

Eine Veränderung des KE-Faktors sollte normalerweise in Schritten zu 0,5 Einheiten durchgeführt werden. Bevor Sie den Faktor verändern, sollten Sie die Blutzuckerabweichung an 2–3 Tagen zur gleichen Zeit festgestellt haben. Am einfachsten ist die Beurteilung des KE-Faktors, wenn vorher kein Korrekturinsulin gespritzt werden musste.

Datum: 3.2.	Arbeitstag ❒		Urlaubstag ❒		Mo ❒		Di ❒	Mi ❒		Do ❒	Fr ❒	Sa ❒	So ❒
Uhrzeit		7		12									Gesamt
Blutzucker		100		180									
Azeton/Ketone													
KE		5											
KE-Faktor		2											
Bolus		10											
Basis		10											
Bemerkungen	schon seit drei Tagen mittags erhöhte Werte!												Korrektur-zahl: 40

Abb. 8.4 Tagebuchbeispiel für zu niedrigen KE-Faktor [M627]

Im nächsten Beispiel muss der KE-Faktor abends von 1,5 auf 1 Einheit pro KE verringert werden (➢ Abb. 8.5). Der Blutzuckerabfall nach dem Abendbrot war mehrmals ohne erkennbare Ursache aufgetreten. Ebenso würde dieser Diabetiker seinen KE-Faktor auch dann verringern, wenn er beschließt, sich künftig jeden Abend etwas mehr zu bewegen.

Datum: 8.2.	Arbeitstag ❒		Urlaubstag ❒		Mo ❒		Di ❒	Mi ❒	Do ❒	Fr ❒	Sa ❒	So ❒
Uhrzeit		8		13		18	20			23			Gesamt
Blutzucker		90		110		100	50			120			
Azeton/Ketone													
KE		5		4		6	+ 4 Täf. Dextro						17
KE-Faktor		2		1		1,5							
Bolus		10		4		9							23
Basis		10								10			20
Bemerkungen	Hypo um 20:00 h bemerkt: unkonzentriert, gereizt												Korrektur-zahl: 40

Abb. 8.5 Tagebuchbeispiel für zu hohen KE-Faktor [M627]

8.2.7 Veränderung der Korrekturregel

Ihre Korrekturregel können Sie am besten überprüfen, indem Sie bei höheren Blutzuckerwerten nur das Korrekturinsulin spritzen und nichts essen. Liegt der Blutzucker am Ende der Wirkdauer des verwendeten Korrekturinsulins (4–6 Stunden bei Normalinsulin und ca. 3–4 Stunden bei kurzwirkendem Analoginsulin) wieder im Zielbereich, so ist die Korrekturregel richtig.

Mit etwas Erfahrung können Sie die Korrekturregel auch beurteilen, ohne das Mahlzeiteninsulin wegzulassen: Wenn sich Ihre Faktoren bewährt haben, aber regelmäßig nach dem Spritzen der Korrektur der Zielwert nicht erreicht wird (➤ Abb. 8.6), dann ist die Korrekturregel falsch!

▼

Messen Sie nach der Korrektur zu hohe Blutzuckerwerte, dann benötigen Sie zur Blutzuckersenkung mehr Insulin, als Sie bisher angenommen haben. Die Korrekturzahl wird kleiner (z. B. von 50 auf 40 absenken). Messen Sie nach der Korrektur zu niedrige Werte, dann benötigen Sie weniger Insulin. Sie müssen die Korrekturzahl erhöhen (z. B. von 30 auf 40).

Verändern Sie die Korrekturzahl zwischen 30 und 60 in 10er-Schritten. Unterhalb von 30 nehmen Sie vorsichtshalber nur 5er-Schritte vor (60 ↔ 50 ↔ 40 ↔ 30 ↔ 25 ↔ 20 ↔ 15 ↔ 10).

Bitte überprüfen Sie die neu ermittelte Korrekturzahl anfangs häufiger, auch wenn es etwas mühsam ist!

Datum: 11.2. .... Arbeitstag ❐ Urlaubstag ❐ Mo ❐ Di ❐ Mi ❐ Do ❐ Fr ❐ Sa ❐ So ❐													
Uhrzeit		7			13			18					Gesamt
Blutzucker					180			60					
Azeton/Ketone													
KE					0								
KE-Faktor													
Bolus					+3								
Basis		10											
Bemerkungen	Korrekturzahl 30 ist zu scharf, besser 40 nehmen												Korrektur-zahl: 30

Abb. 8.6 Tagebuchbeispiel für zu scharfe Korrektur [M627]

Aufgrund von Erfahrungswerten variieren viele Diabetiker ihre Korrekturzahlen zu verschiedenen Tageszeiten. Sie benötigen morgens z. B. eine Korrekturzahl von 30 und mittags eine Korrekturzahl von 50. Probieren Sie aus, wie Sie am besten zurechtkommen.

Tagebuch?

Wir empfehlen in diesem Kapitel, Änderungen am KE-Faktor vorzunehmen, wenn man mehrfach hintereinander einen bestimmten Trend zu hohen oder niedrigen Werten beobachtet hat. Häufig hat man die Werte des Vortages aber gar nicht mehr im Kopf, wenn man über eine Veränderung nachdenkt. Darum benötigen Sie besonders in dieser Situation ein Tagebuch (in Papierform oder elektronisch). Die BZ-Werte aus dem Speicher Ihrer Messgeräte reichen nicht aus. Sie benötigen mehr Informationen (KE, gespritzte Insulinmenge, Bewegung, Besonderheiten), um Veränderungen der Insulintherapie vornehmen zu können. Es gibt auch Blutzuckermessgeräte mit einem Bolusrechner, die alle gewünschten Daten enthalten, die bei Bedarf ausgedruckt werden können. So hat man beim Diabetologen alle Daten parat. Manche Diabetiker machen nur morgens und abends Eintragungen in das Tagebuch, um es nicht den ganzen Tag dabei haben zu müssen. Eine andere Möglichkeit ist es, nur dann Tagebuch zu führen, wenn ein Problem in der Einstellung auftritt, oder in der Woche vor einem Arztbesuch.

Probieren Sie es aus! Häufig kommt es allein durch das Führen eines Tagebuchs zu einem besseren HbA1c-Wert, oder es gelingt, Unterzuckerungen zu vermeiden.

8.2.8 Der Spritz-Ess-Abstand

Um den Blutzuckeranstieg nach dem Essen geringer ausfallen zu lassen, kann man einen Spritz-Ess-Abstand einhalten. Kurzfristig erhöhte Blutzuckerwerte nach der Mahlzeit beeinflussen den HbA1c-Wert kaum (➤ 3 und ➤ 19.1). Wenn Sie sich für einen Spritz-Ess-Abstand entscheiden, empfehlen wir Folgendes (➤ Tab. 8.1):

Tab. 8.1 Spritz-Ess-Abstand

Spritz-Ess-Abstand bei Normalinsulin	
Blutzucker vor dem Essen	Empfohlener Spritz-Ess-Abstand
unter 80 mg/dl	erst Traubenzucker essen, dann spritzen und gleich essen
um 100 mg/dl (Zielwert)	10–15 Min.
über 150 mg/dl	30 Min.
über 200 mg/dl	45 Min.
über 250 mg/dl	60 Min.
Nicht länger als 1 Stunde warten. Unterzuckerungsgefahr!	
Spritz-Ess-Abstand bei kurzwirkendem Analoginsulin	
Blutzucker vor dem Essen	Empfohlener Spritz-Ess-Abstand
unter 80 mg/dl	erst Traubenzucker essen, dann gleich essen und **nach** dem Essen spritzen
80–100 mg/dl (Zielwert)	**nach** dem Essen spritzen
100–200 mg/dl	spritzen und **sofort** essen
über 200 mg/dl	15 Min.

Ein Spritz-Ess-Abstand ist in vielen Situationen unpraktisch und manchmal überhaupt nicht durchführbar. So können Sie sich z. B. beim Restaurantbesuch nicht darauf verlassen, dass das Essen zu einer bestimmten Zeit auf den Tisch kommt. Deshalb sollten Sie dann keinen Spritz-Ess-Abstand einplanen.

In der Schwangerschaft ist es ein wichtiges Ziel für die Gesundheit des Babys, nahezu normale Blutzuckerwerte innerhalb von 2 Stunden nach dem Essen zu erreichen. In dieser Situation ist ein Spritz-Ess-Abstand eine wichtige Hilfe (➤ 13.1.8).

8.2.9 Beliebig viele KE auf einmal?

Bei großen KE-Mengen, z. B. 10 KE, können sich recht hohe Insulindosen ergeben. Sie wissen schon: Je größer die Menge des kurzwirkenden Insulins, desto länger die Wirkung. Deshalb könnte es 3–5 Stunden später zu einer Unterzuckerung kommen. Die Kohlenhydrate sind längst verdaut, aber das Insulin wirkt noch. Was Sie vorbeugend tun können:

1. Sie dosieren die Insulinmenge vor dem üppigen Mahl etwas vorsichtiger, indem Sie den KE-Faktor absenken (z. B. von Faktor 2 auf 1,5 oder von Faktor 4 auf 3), oder Sie reduzieren den Essensbolus um 20 %.
2. Sie essen vorbeugend 2 Stunden nach der großen Mahlzeit noch eine Zwischenmahlzeit von 1–2 KE, ohne dafür Insulin zu spritzen.

Vielleicht machen Sie die Erfahrung, dass auch bei großen Mahlzeiten Ihr üblicher KE-Faktor passt. Große Essensmengen werden häufig langsamer verdaut, was dann wieder gut mit der verlängerten Wirkdauer einer größeren Menge Normalinsulin übereinstimmt. Bei Verwendung eines kurzwirkenden Analoginsulins kann es manchmal 1–2 Stunden nach der Mahlzeit zu Unterzuckerungen kommen. Um dies zu vermeiden, können Sie das kurzwirkende Analoginsulin in zwei Portionen spritzen (z. B. mit 1 Stunde Abstand). Probieren Sie selbst aus, welche Lösung für Sie richtig ist.

8.2.10 Insulindosis auf- oder abrunden?

Beim Errechnen der Bolusmenge stehen Sie manchmal vor der Entscheidung, errechnete Einheiten auf- oder abzurunden.

Entscheidungshilfen: Morgens und abends runden Sie auf, weil dann die Insulinempfindlichkeit am geringsten ist. Mittags, spätabends und nachts ist die Insulinempfindlichkeit am stärksten, deshalb runden Sie zu diesen Zeiten ab.

Beziehen Sie auch Ihre aktuellen Vorhaben in Ihre Entscheidung ein, z. B. vorsichtigere Dosierung vor Autofahren und Bewegung!

8

Ich teste mich selbst

Fragen zum Thema „Dosierung des kurzwirkenden Insulins"

Antworten ➤ 20.1

1. Ihr Blutzucker liegt vor dem Essen bei 180 mg/dl (Zielwert: 100 mg/dl, Korrekturzahl 40). Wie viele Einheiten kurzwirkendes Insulin benötigen Sie zur Korrektur des hohen Blutzuckers?
2. Sie wollen morgens 3 KE essen (KE-Faktor: 2), weitere 2 Stunden später soll es dann noch einen Apfel geben. Wie viele Einheiten Normalinsulin spritzen Sie vor dem Frühstück?
3. Wann spritzen Sie Ihr Normalinsulin, wenn die KE-Menge zur Zwischenmahlzeit größer ist als die KE-Menge der davor liegenden Hauptmahlzeit?

   a) Sie spritzen alles vor der Hauptmahlzeit.
   b) Sie halbieren die Insulinmenge und verteilen sie auf 2 Spritzen.
   c) Sie spritzen für Haupt- und Zwischenmahlzeit getrennt.
4. Im Restaurant haben Sie um 19:00 Uhr Korrektur- und Essensinsulin gespritzt und sofort gegessen. Sie haben 3 Gläser Wein getrunken. Um 23:00 Uhr sind Sie wieder zu Hause. Der Blutzucker liegt bei 200 mg/dl. Was tun Sie?
   a) Sie spritzen Verzögerungsinsulin und nach üblicher Korrekturregel kurzwirkendes Insulin.
   b) Sie spritzen Verzögerungsinsulin, lassen den Blutzucker über Nacht auslaufen und korrigieren morgens den Blutzucker mit kurzwirkendem Insulin.
5. Um 7:00 Uhr haben Sie einen Blutzucker von 300 mg/dl gemessen, Ketone im Urin bzw. im Blut waren negativ. Sie haben korrigiert und für Ihr Frühstück gespritzt. Um 10:00 Uhr sind Sie neugierig, wo Ihr Blutzucker liegt. Leider immer noch bei 250 mg/dl. Wie sollten Sie jetzt Ihren Blutzucker korrigieren
   a) wenn Sie Normalinsulin verwenden?
   b) wenn Sie ein kurzwirkendes Analoginsulin verwenden?

8.3 Normalinsulin oder kurzwirkendes Analoginsulin?

Sie kennen nun alle Regeln zur Dosisanpassung des Bolusinsulins. Damit haben Sie jetzt alle Voraussetzungen, um zu entscheiden, ob ein Normalinsulin oder ein kurzwirkendes Analoginsulin Ihren Bedürfnissen besser entspricht. Vergleichen Sie dazu auch die Angaben zu Wirkbeginn, Wirkmaximum und Wirkdauer der Bolusinsuline in ➤ Tab. 7.1a (➤ 7.3). Die folgende Aufstellung über die Vor- und Nachteile von kurzwirkenden Analoginsulinen soll Ihnen bei der Entscheidung helfen.

Vorteile von kurzwirkenden Analoginsulinen

- rascheres Absinken erhöhter Blutzuckerwerte (besonders nach dem Frühstück)
- frühere Korrekturmöglichkeit nach einem Mahlzeitenbolus
- Möglichkeit der Blutzuckerkorrektur auch bei Zwischenmahlzeiten (3 Stunden nach vorangehendem Bolus)

- Liegen zwischen einem späten Abendbrot und dem Schlafengehen nur ca. 3 Stunden, kann ein erhöhter Blutzucker meist ohne Unterzuckerungsrisiko korrigiert werden
- geringere Neigung zu Unterzuckerungen bei körperlicher Bewegung 3 Stunden nach einer Bolusinjektion
- weniger nächtliche Unterzuckerungen
- eventuell schnellere Beseitigung einer ketoazidotischen Entgleisung

Nachteile von kurzwirkenden Analoginsulinen

- Basalinsulin-Lücke zu Beginn der Nacht bei frühem Abendbrot (bei Therapie mit 2 × NPH-Insulin)
- tagsüber häufig 2 Basisinsulin-Spritzen oder die Verwendung eines langwirkenden Analoginsulins nötig
- Unterzuckerungsgefahr nach großen fettreichen Mahlzeiten
- keine Anwendung bei verzögerter Magenentleerung (Ausnahmen nach individueller Absprache)
- Für jede Zwischenmahlzeit ist erneut eine Insulinspritze notwendig, da man nicht schon bei der vorangegangenen Hauptmahlzeit dafür spritzen kann.

Hinweis für die Schwangerschaft

In der Schwangerschaft und Stillzeit gelten grundsätzlich sehr zurückhaltende Regeln für die Anwendung von Medikamenten. Normalinsulin, sozusagen als körpereigener Stoff, unterliegt keinen Beschränkungen in der Schwangerschaft. Die zugelassenen Analoginsuline unterscheiden sich nur geringfügig von Normalinsulin. Für zwei Analoginsuline liegen Daten aus Studien und Beobachtungen von Schwangerschaftsverläufen vor (Humalog/Liprolog und NovoRapid). Für diese beiden Analoginsuline haben die Zulassungsbehörden die Anwendung in der Schwangerschaft nicht eingeschränkt. Bei Apidra fehlen solche Daten, sodass die Anwendung in der Schwangerschaft nicht empfohlen werden kann. Zwar ist in jedem Fall Normalinsulin das Insulin, das dem Körper am besten angepasst ist, andererseits helfen Analoginsuline bei der Kontrolle der Blutzuckerspiegel nach den Mahlzeiten, die wiederum Einfluss auf die Gesundheit des Neugeborenen haben. Besprechen Sie bei der Schwangerschaft die Wahl des Bolusinsulins mit Ihrem Diabetologen (➤ 13).

➤ Abb. 8.7 verdeutlicht, dass kurzwirkende Analoginsuline unter der Haut sofort in einzelne Bausteine zerfallen und dadurch schneller in die Blutbahn gelangen als Normalinsulin.

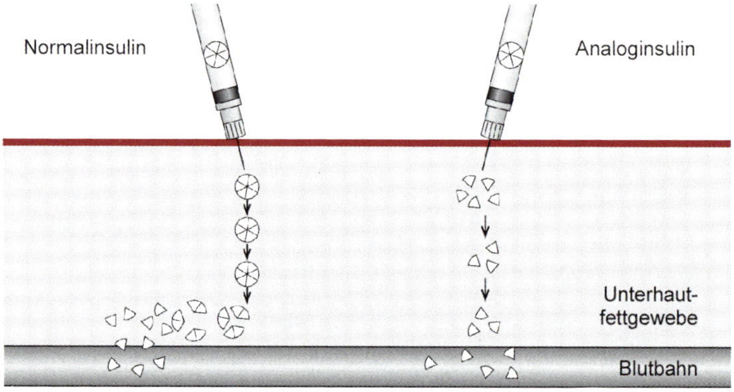

Abb. 8.7 Schnellerer Zerfall unter der Haut bei kurzwirkenden Analoginsulinen [L157]

8.4 Wie man das Verzögerungsinsulin dosiert

Aufgabe des Verzögerungsinsulins ist es, eine möglichst lückenlose Grundversorgung mit Insulin zu gewährleisten. Eine optimale Dosierung würde den Blutzucker konstant halten, solange man keine kohlenhydrathaltigen Nahrungsmittel isst und kein Bolusinsulin spritzt.

Bewährt hat sich, ca. 40–50 % des Tagesinsulinbedarfs als Verzögerungsinsulin zu spritzen. Überdosierungen des Verzögerungsinsulins zwingen Sie im Laufe des Tages zum Essen, zu wenig Basisinsulin lässt den Blutzucker ansteigen.

Es ist deshalb sinnvoll, das prozentuale Verhältnis zwischen Normal- und Verzögerungsinsulin von Zeit zu Zeit zu überprüfen. Ziehen Sie aber bitte nur Tage zu Rate, an denen Sie durchschnittlich viel gegessen haben – ein Fastentag würde wahrscheinlich einen Basisanteil von 100 % ergeben! Essen Sie generell täglich wenige KE, wird Ihr Basisanteil über 50 % liegen, ohne dass dadurch der Blutzucker gesenkt wird.

Verzögerungsinsuline haben im Vergleich zu Normalinsulin eine verlängerte Wirkdauer. Die meisten Erfahrungen liegen für NPH-Insulin vor. Hierbei handelt es sich um Normalinsulin in einer festgelegten Kombination mit einem feinkörnigen Verzögerungsstoff, der dem Insulin sein trübes Aussehen verleiht (**N**eutrales **P**rotamin nach **H**agedorn). Die Verzögerungswirkung kann nur eintreten, wenn das Insulin vor der Injektion gut durchmischt wurde (mindestens 20-mal schwenken).

Zusätzlich gibt es zwei Analoginsuline mit langer Wirkdauer: Lantus und Levemir. Beide müssen nicht geschwenkt werden, da sie in klarer Lösung vorliegen. Dadurch steigt jedoch die Verwechslungsgefahr mit dem kurzwirkenden Insulin.

Ein weiteres besonders lange wirkendes Insulin befindet sich momentan in der Zulassungsphase und wird wahrscheinlich bald verfügbar sein. Fragen Sie Ihren Diabetologen für weitere Informationen.

Im folgenden Kapitel haben wir zunächst die Anpassungsregeln bei der Verwendung von NPH-Insulin dargestellt. Diese Regeln gelten weitgehend auch für Levemir als Basisinsulin. Besonderheiten für Levemir und Lantus folgen in einem eigenen Abschnitt (➢ 8.4.5 und ➢ 8.4.6).

Viele Diabetiker mit BBT praktizieren ein Insulinschema, das die Basis mit zwei Spritzen NPH-Verzögerungsinsulin abdeckt: eine Injektion am Morgen und eine Injektion am späten Abend (damit das Insulin bis morgens reicht). Für einige wenige Stunden am Abend weist die Basisversorgung dann allerdings eine „Lücke“ auf. Normalerweise wird diese durch das kurzwirkende Insulin zum Abendessen überbrückt (➢ 7.1, ➢ Abb. 7.2a).

Wenn Sie spät zu Abend essen, kann diese Basislücke Bedeutung für Sie haben. Dann können Sie mit einer zusätzlichen Spritze NPH-Verzögerungsinsulin am Mittag, besser noch am Nachmittag die Basisversorgung bis in den späten Abend verlängern (➢ 7.1, ➢ Abb. 7.2b).

Führen Sie Ihre Basis-Bolus-Therapie mit einem kurzwirkenden Insulinanalogon durch, ist oft ebenfalls eine zusätzliche NPH-Verzögerungsinsulindosis am Nachmittag notwendig (➢ 7.1, ➢ Abb. 7.2c).

8.4.1 Die Dosierung des Verzögerungsinsulins am Abend (NPH-Insulin)

Ziehen Sie zur Beurteilung Ihrer Verzögerungsinsulindosis am Abend bitte Ihre Blutzuckerwerte vor dem Schlafengehen und nach dem Aufstehen zu Rate. Manchmal lässt sich auch eine nächtliche Blutzuckermessung nicht umgehen. Im Folgenden zeigen wir Ihnen typische Probleme und ihre Lösungen.

Probleme mit nächtlichen Unterzuckerungen

Beispiel: Sie haben spätabends einen Blutzucker von 120 mg/dl gemessen. Nachts sind Sie schweißgebadet aus einem schlechten Traum

Datum: 6.6.	Arbeitstag ❐			Urlaubstag ❐		Mo ❐	Di ❐	Mi ❐	Do ❐	Fr ❐	Sa ❐		So ❐
Uhrzeit	22			2.10		6							Gesamt
Blutzucker	120			60		130							
Azeton/Ketone													
KE				+ 4 Täf. Dextro									
KE-Faktor													
Bolus													
Basis	10												
Bemerkungen	2:10 h schlechter Traum, schweißgebadet aufgewacht												Korrektur-zahl: 40

Abb. 8.8 Tagebuchbeispiel für nächtliche Unterzuckerung [M627]

erwacht und essen 4 Täfelchen Traubenzucker (20 g KH). Beim Blutzuckertest direkt danach messen Sie 60 mg/dl. Sie haben also richtig gehandelt. Um 6:00 Uhr messen Sie einen Blutzucker von 130 mg/dl (➤ Abb. 8.8).

Am nächsten Morgen denken Sie bitte in Ruhe über mögliche Ursachen der Unterzuckerung nach (Spritzfehler? Alkohol? Bewegung nicht einkalkuliert?). Wenn Sie keine Ursache gefunden haben, ist die Insulindosis zur Nacht zu hoch.

▼

Bei unerklärlichen nächtlichen Unterzuckerungen müssen Sie sofort reagieren. Verringern Sie gleich am nächsten Abend die Menge des Verzögerungsinsulins um 10–20 %!

Manche nächtliche Unterzuckerungen „verschläft" man. Viele Diabetiker berichten aber, dass sie am nächsten Morgen mit Kopfschmerzen aufgewacht sind oder Alpträume hatten. Auch ein stark zerwühltes Bett und ein durchgeschwitzter Schlafanzug können Hinweise auf nächtliche Unterzuckerung sein. Wenn Sie nicht sicher sind, stellen Sie sich für die nächste Nacht den Wecker und messen Sie zwischen 2:00 Uhr und 3:00 Uhr den Blutzucker!

Um nächtliche Unterzuckerungen aufzudecken, kann auch die Verwendung eines Geräts zur kontinuierlichen Glukosemessung (CGM) sinnvoll sein. Besprechen Sie diese Option mit Ihrem Diabetologen (➤ 4.2.).

Probleme mit hohen Blutzuckerwerten am Morgen

Beispiel: Es ist schon der dritte Morgen, an dem Sie mit unerklärlich hohen Blutzuckerwerten aufwachen. Eine Erkältung haben Sie nicht und mit den Blutzuckerwerten im Tagesverlauf sind Sie zufrieden. Auch der Blutzucker vor dem Schlafengehen war normal. Erhöhen Sie bitte nicht vorschnell die Verzögerungsinsulindosis am Abend!

Bei hohen Blutzuckerwerten am Morgen erst die Ursache herausfinden. In der nächsten Nacht zwischen 2:00 Uhr und 3:00 Uhr den Blutzucker messen und je nach Ergebnis die richtige Konsequenz ziehen.

Ursache Nr. 1: Hohe Blutzuckerwerte in der Nacht. Wegen Insulinmangels stieg der Blutzucker kontinuierlich an. Es fehlte also Insulin (obere Linie in ➤ Abb. 8.9).

▼

Bei hohen Blutzuckerwerten in der Nacht und morgens die Verzögerungsinsulindosis am Abend um 10–20 % erhöhen.

Ursache Nr. 2: Unbemerkte Unterzuckerung in der Nacht. Die nächtliche Blutzuckermessung ergab einen Blutzucker von 40 mg/dl

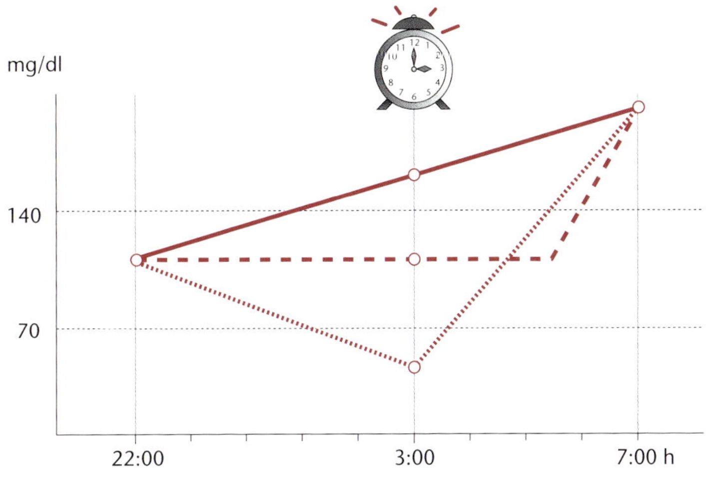

Abb. 8.9 Mögliche Blutzuckerverläufe in der Nacht bei erhöhten Blutzuckerwerten am Morgen [L157]
obere Linie: Blutzuckeranstieg durch zu niedrige VI-Dosis
mittlere Linie: Blutzuckeranstieg erst in den frühen Morgenstunden
untere Linie: Blutzuckeranstieg nach nächtlicher unbemerkter Unterzuckerung

(untere Linie in ➤ Abb. 8.9). In diesem Fall waren die hohen Blutzuckerwerte morgens durch unbemerkte nächtliche Unterzuckerungen zustande gekommen, die einen starken Blutzuckeranstieg auslösten. Diese übersteigerte Gegenregulation kommt jedoch sehr selten vor.

▼

Bei hohen Blutzuckerwerten am Morgen nach unbemerkten nächtlichen Unterzuckerungen die Verzögerungsinsulindosis am Abend um 10–20 % reduzieren.

Ursache Nr. 3: Blutzuckeranstieg nur in den frühen Morgenstunden. Die Blutzuckermessungen ergaben Normalwerte (mittlere Linie in ➤ Abb. 8.9), sodass keiner der bisher genannten Gründe als Erklärung in Frage kommt. Der Blutzucker stieg also erst in den frühen Morgenstunden an, was zwei Ursachen haben kann, die auch gemeinsam auftreten können:

- Die Wirkung des Verzögerungsinsulins reicht nicht bis zum Morgen.
- Der Insulinbedarf ist in den Morgenstunden durch andere Hormone so stark gesteigert, dass die Basis den Blutzucker nicht halten kann (das ist das sogenannte Dawn-Phänomen).

Einige Diabetiker machen die Erfahrung, dass sie gute Blutzuckerwerte am Morgen nur mit einem großen Unterzuckerungsrisiko in der Nacht erzielen können. Wir empfehlen, bei nächtlichen Unterzuckerungen sofort die Verzögerungsinsulindosis zur Nacht zu reduzieren. Mit der geringeren Dosis sind die Werte dann oft so wie in diesem Beispiel am Morgen erhöht (mittlere Linie in ➤ Abb. 8.9).

Folgende Lösungsmöglichkeiten gibt es:

- Spritzen Sie Ihr NPH-Insulin generell in den Oberschenkel oder ins Gesäß, da es dort weniger schnell aufgenommen wird.
- Spritzen Sie Ihr Verzögerungsinsulin abends noch später, z. B. 23:00 oder 24:00 Uhr.
- Wenn das nicht hilft: Erhöhen Sie das Verzögerungsinsulin um 10 % und essen Sie zusätzlich 1 KE Vollkornbrot o. ä. Nahrungsmittel, die langsam aufgenommen werden.
- Eine weitere Möglichkeit ist, sich den Wecker z. B. auf 5:00 Uhr zu stellen. Spritzen Sie eine kleine Menge kurzwirkendes Insulin (Faustregel 5 % der Tagesinsulinmenge; ➤ 8.4.4). Danach schlafen Sie weiter.
- Wenn Sie mit diesen Versuchen keinen Erfolg haben, können Sie nach Rücksprache mit Ihrem Arzt ein langwirkendes Analoginsulin ausprobieren (➤ 8.4.5). Beim Wechsel auf Levemir spritzen Sie zunächst die gleiche

8

Dosis. Da die Wirkung gleichmäßiger als bei NPH-Insulin ist, können Sie die Dosis ohne gesteigerte Hypoglykämiegefahr erhöhen. Die Umstellung auf Lantus beschreiben wir in ➤ 8.4.6 gesondert.

- Eine gute Problemlösung bietet die Insulinpumpe, sie kann mit flexibler Basalrate den Blutzuckeranstieg in den frühen Morgenstunden verhindern (➤ 11).

Möglicherweise ist der Anstieg der Blutzuckerwerte in den frühen Morgenstunden das einzige Problem in Ihrer Blutzuckereinstellung, ohne dass es bisher Ihren HbA1c-Wert wesentlich erhöht hat. Dann könnten Sie dies vielleicht in Kauf nehmen und es dabei belassen.

8.4.2 Die Überprüfung der Morgendosis

Üblicherweise spritzen Sie tagsüber sowohl Verzögerungsinsulin als auch kurzwirkendes Insulin. Deshalb ist es etwas aufwändiger, die Basisspritze vom Morgen zu überprüfen. Sie können die Verzögerungsinsulindosis nur dann exakt beurteilen, wenn kein Bolusinsulin wirkt. Das erreichen Sie durch Auslassen bzw. Verschieben der Mahlzeiten. Die Überprüfung sollte an einem „normalen" Tag durchgeführt werden (normale körperliche Aktivität, keine Krankheit) und der Blutzucker sollte zu Testbeginn zwischen 80–150 mg/dl liegen.

Im Folgenden geben wir Ihnen einige Beispiele. Diese Tests können Sie genauso ausführen, wenn Sie Levemir als Basisinsulin verwenden.

Test 1: Verschieben oder Weglassen des Mittagessens

Mit diesem Test erfassen Sie vor allem die Zeit der maximalen Insulinwirkung der Verzögerungsinsulindosis vom Morgen (4–6 Stunden nach Injektion). Eine Überdosierung würde Ihnen Unterzuckerungen in der Mittags- und Nachmittagszeit bescheren, die typischerweise dann auftreten, wenn Sie das Mittagessen einmal weglassen oder später essen als üblich.

So gehen Sie vor

Am Morgen des Versuchstages haben Sie wie üblich um 7:00 Uhr das Verzögerungsinsulin und das Bolusinsulin für Frühstück und Korrektur gespritzt. Da das Bolusinsulin den Blutzucker bis in die Mittagszeit beeinflusst, beginnen Sie bitte frühestens 4–5 Stunden nach der Injektion

Tab. 8.2 Richtige Morgenbasis? (Schema mit 2 × VI)

Zeit	Basis richtig dosiert		Basis zu hoch dosiert		Basis zu niedrig dosiert	
	Müller	Schulz	Meyer	Schmidt	Hansen	Jakob
12:30	110	150	110	150	110	130
14:00	95	140	70	120	130	150
15:00	100	140	50	110	160	180
17:00	–	150	–	80	190	200

mit der Beobachtung des Blutzuckers. Der Test dauert bis zum Abendbrot. Sie können den Test auch verkürzt durchführen, indem Sie erst nach 15:00 Uhr zu Mittag essen. In der Zeit von 12:00 bis 17:00 Uhr messen Sie bitte alle 1–2 Stunden Ihren Blutzucker. Zur Erinnerung: Das Basisinsulin soll den (nahrungsunabhängigen) Blutzucker weder nennenswert heben noch senken. ➢ Tab. 8.2 zeigt mögliche Blutzuckerverläufe.

▼

Bei einem Blutzuckeranstieg zwischen 13:00 und 17:00 Uhr das NPH-Insulin am Morgen um 10–20 % erhöhen.
Bei einem Blutzuckerabfall zwischen 13:00 und 17:00 Uhr das NPH-Insulin am Morgen um 10–20 % reduzieren.

Test 2: Verschieben oder Weglassen der Abendmahlzeit (bei Schema mit 2 × NPH-Insulin)

Dieser Test zeigt, wie lange das morgens gespritzte Basisinsulin wirkt. Das NPH-Insulin reicht meistens nicht aus, um einen Blutzuckeranstieg am frühen Abend (17:00–20:00 Uhr) zu verhindern. Jedoch kommt eine Erhöhung der Dosis meist nicht in Frage, weil Sie sonst Unterzuckerungen am Mittag riskieren. Wenn Sie relativ früh Ihre Abendmahlzeit essen, wird Ihr Insulinbedarf durch den Bolus abgedeckt. In den KE-Faktor ist dann ein Anteil für die Basisversorgung eingerechnet. Wenn Sie jedoch zu den „Spätessern" gehören bzw. zeitlich flexibel sein wollen, empfehlen wir Ihnen ein Insulinschema mit einer zusätzlichen Basisspritze am Nachmittag. Der optimale Zeitpunkt für diese Basisspritze ist um 15:00 Uhr, da damit eine gleichmäßige Basisversorgung über den ganzen Tag gewährleistet ist. Günstig ist, das Verzögerungsinsulin ca. alle 8 Stunden zu spritzen (Schema mit 3 × NPH-Insulin; ➢ 7.1, ➢ Abb. 7.2b und c).

Für das „Umsteigen" hat sich folgendes Vorgehen bewährt: Addieren Sie der bisherigen Morgendosis 10–20 % dazu. Teilen Sie diese

Menge in eine Morgen- und eine Nachmittagsportion. Wollen Sie die zweite VI-Injektion schon mittags spritzen, empfehlen wir, die Dosis größer als morgens zu wählen. Erfahrungsgemäß müssen Sie als Ausgleich für die schwächere Basiswirkung am späten Vormittag den KE-Faktor morgens etwas anheben. Demgegenüber kann meist der Abendfaktor etwas gesenkt werden, weil Sie nun eine bessere Basisversorgung haben.

Falls bei Ihnen regelmäßig eine Basislücke vor dem Abendbrot auftritt, eine zusätzliche Basisinsulin-Spritze für Sie jedoch nicht in Frage kommt, kann der Umstieg auf ein Analoginsulin (Lantus oder Levemir) eine Alternative darstellen.

8.4.3 Die Überprüfung der zweiten Basis (bei Schema mit 3 × NPH-Insulin)

Testen Sie bitte Ihre Morgendosis wie in Test 1 beschrieben. Spritzen Sie nachmittags, z. B. um 15:00 oder 16:00 Uhr, Ihre zweite Basis und verlängern Sie die Fastenzeit möglichst weit in den Abend (entsprechend Test 2), damit Sie wissen, ob die zweite Basis den Blutzucker bis zu einem späten Abendbrot konstant hält. Sinkt der Blutzucker bis zum Abend stark ab, ist die Dosis zu hoch. Steigt der Blutzucker in dieser Zeit, ist die Dosis zu niedrig (➤ Tab. 8.3).

▼

Bei einem Blutzuckeranstieg zwischen 17:00 und 22:00 Uhr die zweite NPH-Insulindosis um 10–20 % erhöhen.
Bei einem Blutzuckerabfall zwischen 17:00 und 22:00 Uhr die zweite NPH-Insulindosis um 10–20 % reduzieren.

Tab. 8.3 Richtige zweite Basis? (Insulinschema mit 3 × NPH-Insulin)

Zeit	Zweite Basis richtig dosiert		Zweite Basis zu hoch dosiert		Zweite Basis zu niedrig dosiert	
	Meyer	Schmidt	Müller	Schulz	Hansen	Jakob
16.00	110	150	110	150	110	130
17.30	100	140	70	120	130	150
19.00	110	150	50 + 2 KE	90	160	170
20.30	120	160	100	100	200	200
21.00	130	160	90	–	–	–
22.00	140	–	–	–	–	–

8.4.4 Zusatz-Test: Weglassen des Frühstücks

Wenn Sie selten frühstücken, ist dieser Test für Sie informativ. Spritzen Sie morgens nur Ihr Verzögerungsinsulin und testen Sie bis zum Mittag alle 1–2 Stunden den Blutzucker. Vielleicht beobachten Sie, dass trotz richtiger Morgenbasis morgens ein Blutzuckeranstieg erfolgt. Diese Versorgungslücke entsteht durch den langsamen Wirkungseintritt des Verzögerungsinsulins. Normalerweise wird sie durch den Frühstücksbolus überbrückt. Der Anstieg lässt sich verhindern, indem Sie einen „Gupf", d. h. eine kleine Menge kurzwirkendes Insulin (ca. 5 % der Tagesinsulinmenge) zusammen mit der Morgenbasis spritzen. (Der „Gupf" ist in Österreich die Bezeichnung für einen kleinen Berg, in diesem Fall den kleinen Insulinberg. Dieser Begriff stammt von der österreichischen Diabetologin Dr. Kinga Howorka).

Übrigens: Ganztägiges Fasten als Basistest ist nicht nötig. Wollen Sie dennoch einen Tag oder länger fasten, beachten Sie bitte, dass der Basisbedarf nach ca. 12-stündigem Fasten abnimmt. Lesen Sie bitte dazu ➤ 8.7.4.

8.4.5 Levemir als Basisinsulin

Levemir ist ein langwirkendes Verzögerungsinsulin in klarer Lösung, das bei der BBT 2-mal täglich gespritzt wird. Durch gentechnologischen Umbau konnte erreicht werden, dass Levemir sich in der Haut und im Blut an das Transportprotein Albumin bindet und aus dieser Bindung verzögert freigesetzt wird.

Bei der Umstellung von NPH-Insulin auf Levemir können Sie die Dosis zunächst beibehalten. Die Erfahrung zeigt, dass die Dosis meist gesteigert werden muss. Im Vergleich zu NPH-Insulin ist die Wirkung verlängert (12–16 Stunden) und entfaltet sich gleichmäßiger. Die Unterzuckerungsgefahr z. B. in der Nacht ist etwas geringer.

Wenn Sie Levemir verwenden und die Wirkung austesten wollen, können Sie sich im Wesentlichen nach der Beschreibung der Tests für NPH-Insulin richten. Es gibt jedoch zwei Besonderheiten:

- Bei dem Test über Nacht kann man auch bei Anstieg des Blutzuckers erst in den frühen Morgenstunden (mittlere Kurve in ➤ Abb. 8.9) versuchen, die Dosis zu erhöhen. Häufig ist das ohne erhöhte Unterzuckerungsgefahr möglich. Messen Sie zur Sicherheit in den ersten Nächten danach den Blutzucker um 3:00 Uhr.
- Bei dem Test mit Weglassen der Abendmahlzeit hält die Wirkdauer der Morgenspritze Levemir wahrscheinlich ausreichend lang an. Eine dritte Verzögerungsinsulinspritze gegen 15:00 Uhr ist nicht notwendig.

Durch die gegenüber NPH-Insulin verlängerte Wirkdauer kann es sein, dass der KE-Faktor für das Abendessen beim Umsteigen kleiner wird.

8.4.6 Lantus als Basisinsulin

Lantus ist ebenfalls ein gentechnologisch verändertes Analoginsulin. Bei Verwendung in der BBT reicht in den meisten Fällen eine einzige Spritze pro Tag. Lantus ist ebenfalls in einer klaren Lösung erhältlich.

!

Lantus darf **nicht** in einer Spritze mit kurzwirkendem Insulin gemischt werden, da die Lösung in der Ampulle sauer ist. Es besteht wie auch bei Levemir eine erhöhte Gefahr, Bolus- und Basisinsulin zu verwechseln.

Der Verzögerungseffekt wird dadurch erreicht, dass Lantus nach der Injektion im chemisch neutralen Unterhautfettgewebe schwer löslich wird. Die Abgabe in die Blutbahn erfolgt dadurch verzögert. Die Wirkung beginnt nach ca. 3–4 Stunden. Die Wirkdauer beträgt über 24 Stunden, und die Wirkung ist sehr gleichmäßig mit einem geringen Maximum nach 12–16 Stunden. Lantus wird daher nur einmal täglich, meist abends zwischen 18:00 Uhr und 22:00 Uhr gespritzt (➤ 7.1, ➤ Abb. 7.2d). Es ist ebenfalls möglich, Lantus morgens zu spritzen.

Wechsel von NPH-Insulin auf Lantus

Wenn Sie planen, von NPH-Insulin auf Lantus zu wechseln, sollten Sie mit Ihrem Arzt über die Vor- und Nachteile einer Umstellung sprechen. Bei der Umstellung können Sie sich an der bisherigen Verzögerungsinsulin-Dosis orientieren (➤ Tab. 8.4).

Tab. 8.4 Umrechnung der Dosis des NPH-Insulins bei erster Verwendung von Lantus

Basis-Schema	erste Lantus-Dosis
1 × NPH-Insulin	100 % der bisherigen Dosis
2 × NPH-Insulin	80 % der bisherigen Dosis
3 × NPH-Insulin	75 % der bisherigen Dosis

Nach unserer Erfahrung ist es sinnvoll, erst einmal 3 Tage zu warten, bevor Sie die zunächst gewählte Lantus-Dosis verändern. Bei der langen Wirkdauer dieses Insulins muss sich im Körper erst ein neues Gleichgewicht einstellen.

Tab. 8.5 Anpassung der KE-Faktoren bei Umstellung von NPH-Insulin auf Lantus

Bisherige Basis	Veränderung der KE-Faktoren bei Lantus
1 × NPH-Insulin abends	morgens verringern
	mittags verringern
	abends verringern
2 × NPH-Insulin	morgens verringern
	mittags erhöhen
	abends verringern
3 × NPH-Insulin	morgens verringern
	mittags beibehalten
	abends beibehalten

In den meisten Fällen wird Lantus eingesetzt, weil sich bei NPH als Basisinsulin Versorgungslücken ergeben haben. Diese Versorgungslücken wurden in der bisherigen Therapie mit dem Bolus teilweise überbrückt. Es ist damit zu rechnen, dass die KE-Faktoren an die veränderte Basisinsulinversorgung angepasst werden müssen (➤ Tab. 8.5).
Ob die gewählte Lantus-Dosis richtig ist, zeigt Ihnen vor allem der Blutzuckerverlauf in der Nacht. Die anderen im Abschnitt über NPH-Insulin beschriebenen Basis-Tests geben Ihnen unter Umständen wichtige Zusatzinformationen. Im Prinzip können Sie sie ganz ähnlich auch mit Lantus durchführen. Sie sind hier nur so weit erklärt, wie sie zu einer Änderung in der Diabetestherapie benötigt werden.

Wechsel zwischen Levemir und Lantus

Wenn Sie von Levemir auf Lantus wechseln wollen, sollten Sie die Lantus-Dosis etwas vorsichtiger wählen. Nehmen Sie am Anfang vorsichtshalber nur 70 % der bisherigen Tagesdosis.

Wenn Sie umgekehrt von Lantus auf NPH-Insulin oder Levemir umsteigen wollen, behalten Sie die Dosis bei und teilen Sie sie auf zwei Spritzen auf. Nach jedem Umstieg sollten Sie die Richtigkeit der Dosis durch Basistests überprüfen.

8.4.7 Dosierung von Lantus

Da Lantus 24 Stunden wirkt, führt eine Steigerung oder Verringerung der Dosis auch ganztägig zu Veränderungen in der Basisversorgung.

Tagsüber können Sie sich auf diese Änderungen z. B. durch Anpassung der KE-Faktoren einstellen. Diese Möglichkeit haben Sie nachts nicht. Die Dosis sollte daher so gewählt sein, dass der Blutzuckerverlauf in der Nacht möglichst gleichmäßig ist.

Test 1: Beurteilung des Blutzuckers in der Nacht

Um dies zu beurteilen, ist es manchmal notwendig, sich nachts den Wecker zu stellen und gegen 3:00 Uhr den Blutzucker zu testen. Sie werden dies in der Phase der ersten Einstellung mit Lantus öfter tun, später nur noch dann, wenn Sie morgens unerklärlich hohe Blutzuckerwerte haben oder Unterzuckerungen in den Nacht- und Morgenstunden. In ➤ Tab. 8.6 finden Sie Beispiele für Blutzuckerverläufe (in mg/dl) in der Nacht. In der rechten Spalte können Sie ablesen, wie Sie die Basis verändern können.

Die wichtigste Information darüber, ob die Lantus-Dosis richtig gewählt ist, gibt der Blutzuckerverlauf in der zweiten Nachthälfte. Bei einer Veränderung des Blutzuckers von 30 mg/dl oder mehr sollte eine Dosisanpassung erfolgen. Bei einer nächtlichen Unterzuckerung, für die es sonst keine Erklärung gibt, sollten Sie die Insulindosis gleich am nächsten Abend verringern.

Tab. 8.6 Blutzuckerverlauf in der Nacht und Dosisanpassung von Lantus

22:00 Uhr	3:00 Uhr	7:00 Uhr	Dosisänderung von Lantus
120	110	160	um 10–20 % erhöhen
120	110	70	um 10–20 % verringern
120	100	100	beibehalten
120	50 + 2 KE	120	um 10–20 % verringern

Test 2: Weglassen des Frühstücks

Genau wie bei NPH-Insulin ist dieser Test bei Verwendung von Lantus vor allem für die Diabetiker von Bedeutung, die morgens selten frühstücken. Bei einigen Diabetikern wirken körpereigene Hormone morgens so stark blutzuckersteigernd, dass die Basis nicht ausreicht, um den Blutzucker konstant zu halten. Steigt Ihr Blutzucker am Vormittag regelmäßig um ca. 50 mg/dl an, empfehlen wir die Injektion einer kleinen Menge kurzwirkenden Insulins (ca. 5 % der Tagesinsulinmenge = Gupf, ➤ 8.4.4) gleich nach dem Aufstehen.

8

Test 3: Weglassen des Mittagessens

Bei einigen Diabetikern ist der Bedarf an Basisinsulin tagsüber und nachts sehr unterschiedlich. Es ergibt sich dann unter Umständen eine Neigung zu Unterzuckerungen am frühen Nachmittag, wenn Lantus verwendet wird. Dies können Sie durch Weglassen des Mittagessens austesten. Mit diesem Test können Sie auch überprüfen, ob es ohne Unterzuckerungsgefahr möglich ist, das Mittagessen zu verschieben oder ganz wegzulassen.

Probleme mit Unterzuckerungen am Nachmittag

Folgende Möglichkeiten haben Sie, um auf eine Unterzuckerungstendenz am Nachmittag zu reagieren:

- Verringern des KE-Faktors mittags
- eingeplante Zusatz-KE ohne Insulin-Berechnung am Nachmittag
- besondere Vorsicht bei sportlichen Aktivitäten am Nachmittag (mehr Sport-KE als üblich)
- Manchmal kann eine Vorverlegung des Spritzzeitpunktes von 22:00 auf ca. 18:00 Uhr helfen. Das gering ausgeprägte Wirkmaximum von Lantus liegt dann am Vormittag, wo meist ohnehin ein größerer Basisbedarf besteht.

In dieser Situation ist es nicht sinnvoll, die Lantus-Dosis zu verringern, da es dann wahrscheinlich zu einem Anstieg des Blutzuckers in der Nacht kommen wird.

Test 4: Weglassen des Abendessens

Bei einigen Diabetikern wirkt Lantus kürzer als 24 Stunden. Beim Weglassen des Abendessens kommt es dann in den Abendstunden zu einem Anstieg des Blutzuckers. In der Regel können Sie diese Basislücke, wenn Sie davon betroffen sind, durch das Bolusinsulin zum Abendessen überbrücken. Wenn Sie jedoch regelmäßig sehr spät zu Abend essen, empfehlen wir eine zweite Basisspritze.

So gehen Sie dabei vor: Verteilen Sie die bisherige Lantus-Dosis gleichmäßig auf 2 Spritzen morgens und abends. Überprüfen Sie dann die Basisversorgung in der Nacht (➤ Tab. 8.6). Falls Sie die Lantus-Dosis verändern müssen, erhöhen oder verringern Sie die Dosis beider Spritzen gleichermaßen. Da die Basislücke am Abend jetzt „gestopft“ ist, können Sie den KE-Faktor zum Abendbrot verringern.

Ich teste mich selbst

Fragen zum Thema „Dosierung des Verzögerungsinsulins"

Antworten ➤ 20.1

Die Lösungsmöglichkeiten der Fragen 2 und 3 sind im Text nicht erklärt. Aber mit etwas Nachdenken können Sie die Antworten finden.

1. Sie haben schon mehrfach hohe Blutzuckerwerte am Morgen gemessen. Am Abend sind Sie mit normalen Blutzuckerwerten ins Bett gegangen. Wie entscheiden Sie sich?
   a) Weiter abwarten.
   b) Sie stellen den Wecker und messen nachts zwischen 2:00 und 3:00 Uhr den Blutzucker. Erst danach entscheiden Sie, ob die Dosis erhöht oder gesenkt werden muss.
   c) Sie erhöhen die Dosis sofort um 10 %.
2. Am Abend haben Sie anstelle von 8 Einheiten Verzögerungsinsulin 8 Einheiten Normalinsulin gespritzt. Was tun Sie jetzt?
3. Sie wissen nicht genau, ob Sie Ihr NPH-Insulin für die Nacht bereits gespritzt haben. Sie durchdenken die Möglichkeiten, die Sie haben. Welche der folgenden Lösungen erscheint Ihnen am sichersten?
   a) ganze Dosis spritzen
   b) gar nichts spritzen
   c) halbe Dosis spritzen
4. Sie haben wegen einer wichtigen Sitzung keine Zeit zum Mittagessen. Noch während der Besprechung bemerken Sie gegen 13:30 Uhr eine Unterzuckerung. Was könnte die Ursache dafür sein? Die letzte NI-Injektion war um 7:30 Uhr vor dem Frühstück bei einem Blutzucker von 120 mg/dl.
5. Als Basisinsulin verwenden Sie Lantus. In dieser Woche kommen Sie nicht zum Frühstücken. Mittags messen Sie konstant erhöhte Blutzuckerwerte, auch wenn der Nüchternwert im Normbereich lag. Was tun Sie?
   a) Sie erhöhen die Lantus-Dosis am nächsten Abend.
   b) „Da lässt sich nichts ändern!" Sie korrigieren lediglich die erhöhten Blutzuckerwerte mittags.
   c) Sie spritzen morgens eine kleine Menge kurzwirkendes Insulin, um den Blutzuckeranstieg zu verhindern.

8

8.5 NPH- oder Analoginsulin?

Ähnlich wie im Abschnitt zum Bolusinsulin möchten wir Ihnen im Folgenden durch eine Aufstellung der Vor- und Nachteile der langwirkenden Analoginsuline Lantus und Levemir eine Entscheidungshilfe für den Wechsel geben.

Vorteile der Analoginsuline

- Verbesserung des Blutzuckerverlaufs in der Nacht, wenn die Wirkung von NPH-Insulin zu kurz ist
- Verringerung der nächtlichen Unterzuckerungsgefahr durch gleichmäßigere Wirkung
- geringere Schwankungsbreite der Morgenwerte
- nur eine Basisspritze täglich (gilt nur für Lantus)
- bei gleichzeitiger Verwendung kurzwirkender Analoginsuline entfallen die hierdurch entstehenden Basislücken.

Nachteile der Analoginsuline

- Mischung mit kurzwirkendem Insulin ist nicht möglich
- Verwechslungsgefahr mit kurzwirkendem Insulin durch klare Lösung
- unzureichende Daten zur Langzeitsicherheit.

Speziell für Levemir gilt:

- Meist steigt der Insulinbedarf.

Speziell für Lantus gilt:

- Die Dosisfestlegung ist nur nach dem Verlauf in der Nacht sinnvoll; dies kann zu anderen Tageszeiten zu einer zu hohen oder zu geringen Basisversorgung führen. Die Folgen können sein:
  - geringere Flexibilität beim Verschieben oder Weglassen von Mahlzeiten
  - Essen von Zusatz-KE ohne Berechnung zu bestimmten Tageszeiten (z. B. nachmittags)
  - Anpassung an den Insulinbedarf während und nach Sport ist schwieriger (➤ 12.5.2).
- Eine Anwendung von Lantus in der Schwangerschaft kann nicht empfohlen werden.

Nicht immer lassen sich Blutzuckeranstiege am frühen Morgen durch den Einsatz von Lantus oder Levemir vollständig vermeiden. Wenn dies ein gravierendes Problem bei Ihrer Diabeteseinstellung bleibt, sollten Sie eine Umstellung auf die Insulinpumpentherapie erwägen. Bei dieser Therapieform kann man die Basalrate Stunde für Stunde an die verschiedenen Bedürfnisse des Körpers anpassen.

Treten bei Verwendung von Analoginsulinen Probleme bei Ihrer Insulintherapie auf, ist ein Wechsel zurück auf NPH-Insulin jederzeit möglich.

8.6 Grundsätzliches zu Analoginsulinen

Kurzwirkende Analoginsuline verbessern die Blutzuckerwerte nach dem Essen. In einigen Studien ergaben sich Verbesserungen im HbA1c im Bereich von 0,2–0,3 %. In einer 2009 veröffentlichen Zusammenfassung aller bisherigen Studien lag die Absenkung des HbA1c-Wertes bei durchschnittlich 0,1 % (z. B. von einem HbA1c-Wert von 7,0 % auf 6,9 %). Langwirkende Analoginsuline verbessern vor allem die Blutzuckerwerte am Morgen. HbA1c-Verbesserungen konnten laut der o. g. Zusammenfassung nur für Lantus gezeigt werden, jedoch ebenfalls nur um 0,1 %. Alle Analoginsuline zeigen in Studien eine Tendenz zu weniger Unterzuckerungen.

Analoginsuline können durch ihre Wirkweise für einen Teil der Betroffenen eine Verbesserung ihrer Blutzuckerkontrolle bewirken.

Viele Diabetiker entscheiden sich für ein Analoginsulin, weil sie sich dadurch Erleichterungen im täglichen Umgang mit dem Diabetes versprechen. Mit kurzwirkenden Analoginsulinen kann man einfacher spontane Zwischenmahlzeiten zu sich nehmen und der Spritz-Ess-Abstand kann entfallen, ohne dass man höhere Blutzuckerwerte nach dem Essen riskiert. Und bei Verwendung von Lantus spart man täglich 1–2 Injektionen ein. Ein zusätzlicher Vorteil ergibt sich bei Menschen mit einem starken Blutzuckeranstieg am Morgen (➤ 8.4.1).

Analoginsuline haben in vielen Studien an betroffenen Menschen ihre Sicherheit bewiesen. Bei Lantus hatten frühe Versuche in einer Tumorzellkultur ein verstärktes Wachstum ergeben. In Tierversuchen hatte sich kein vermehrtes Tumorwachstum gezeigt. In 4 Studien mit Lantus beim Menschen fand sich kein Hinweis für ein stärkeres Tumorwachstum im Vergleich zu der Verwendung von Normalinsulin. Auch eine 5-Jahres-Studie hat diesen Verdacht nicht bestätigt und keinen Unterschied zwischen Lantus und NPH-Insulin bei der Entstehung von Augenhintergrundveränderungen gezeigt. Analoginsuline waren wie alle neu auf dem Markt befindlichen Medikamente generell nicht zur Behandlung von Schwangeren zugelassen. Aufgrund von Studiendaten bzw. positiver Erfahrung können NovoRapid, Humalog/Liprolog sowie Levemir inzwischen in der Schwangerschaft eingesetzt werden. Für alle neuen Arzneimittel gilt: Es gibt keine Informationen über die Langzeiteffekte. Sehr seltene, aber mitunter bedeutsame Nebenwirkungen treten erst dann zutage, wenn nach der Zulassung Millionen von Menschen diese Medikamente einnehmen. Die pharmazeutischen Firmen sind verpflichtet, alle Berichte über Nebenwirkungen zu sammeln und an die Zulassungsbehörden zu melden. Dies kann im

Rahmen des sog. Stufenplanverfahrens dazu führen, dass das Medikament vom Markt genommen wird (z. B. Lipobay, ein Cholesterinsenker). Über eine mögliche krebsauslösende Wirkung kann man erst nach einem Zeitraum von 10 bis 20 Jahren genug Informationen gewinnen, um das genaue Risiko einer Substanz zu beurteilen. Humalog ist bereits seit 1996, NovoRapid seit 1999 und Lantus seit 2000 auf dem Markt. Berichte über Langzeitgefahren oder eine vermehrte Krebsgefahr liegen für diese Analoginsuline nicht vor. Für eine abschließende Beurteilung ist es aber unserer Meinung nach trotzdem zu früh.

Zusammenfassend steht dem Nutzen eines neuen Medikaments immer auch das Risiko noch unbekannter Nebenwirkungen gegenüber. Jeder sollte sich bei einem Analoginsulin selbst informieren, wie groß der eigene Nutzen ist, welches Risiko er für diesen Nutzen auf sich nehmen will und ob es Alternativen gibt.

8.7 Verhalten in besonderen Situationen

Mit den bisher genannten Regeln zur Insulinanpassung werden Sie die meisten Lebenssituationen bewältigen können. Spezielle Probleme wie z. B. Krankheit können jedoch die Anwendung besonderer Regeln erforderlich machen.

8.7.1 Fieberhafte Infekte: Ketoazidosegefahr!

Sicher haben Sie schon beobachtet, dass sich Ihr Insulinbedarf im Krankheitsfall verändern kann.

Besonders bei fieberhaften Infekten kann der Insulinbedarf drastisch ansteigen. Beachten Sie bitte deshalb unbedingt folgende Grundregel:

▼ Bei fieberhaften Infekten Blutzucker und Ketone regelmäßig testen!

Je nach Ergebnis des Ketontests verfahren Sie bitte folgendermaßen:

Infekt ohne Ketonnachweis in Urin oder Blut

Beispiel: Sie liegen mit erhöhter Temperatur und Halsschmerzen im Bett. Sie testen den Blutzucker alle 4 Stunden und auch die Ketone, falls der Blutzucker über 240 mg/dl liegt. Wenn Ihre Blutzuckerwerte höher sind als sonst, brauchen Sie mehr Insulin. Vergleichen Sie Ihre benötigte Tagesinsulinmenge jeweils mit dem Vortag.

Wenn sich der Insulinbedarf erhöht

- Erhöhen Sie das Verzögerungsinsulin in Schritten von 10–20 %.
- Erhöhen Sie außerdem die KE-Faktoren in Stufen von 0,5 E/KE.
- Verschärfen Sie auch die Korrekturregel, z. B. die Korrekturzahl von 50 auf 40 senken.
- Erhöhen Sie die Insulinmengen solange, bis Ihr Blutzucker annähernd im Zielbereich ist.

Sobald die Erkrankung abklingt, müssen Sie die höhere Insulindosierung rasch wieder auf Ihre ursprüngliche Menge reduzieren.

Infekt mit Ketonnachweis in Urin oder Blut

Falls sich die Blutzuckerwerte verschlechtern und Ketone im Urin ++/+++ oder über 1,5 mmol/l im Blut ist, müssen Sie das Schema der Behandlung einer schweren Stoffwechselentgleisung anwenden (➢ 9). **Bitte scheuen Sie sich nicht, Ihren Arzt oder Ihr Diabeteszentrum um Hilfe zu bitten!**

8.7.2 Erbrechen und Durchfall

Bedenken Sie bitte, dass Ihr Körper Insulin braucht, auch wenn Sie nichts essen bzw. die Nahrung nicht bei sich behalten können. Wenn Sie kein Insulin spritzen, führt das zu einer schweren Stoffwechselentgleisung.

Bei akuten Erkrankungen mit Übelkeit, Erbrechen oder Durchfall

- Spritzen Sie zunächst nur das Verzögerungsinsulin.
- Testen Sie alle 3–4 Stunden den Blutzucker.

- Testen Sie bei hohen Blutzuckerwerten Ketone und korrigieren Sie sie mit kurzwirkendem Insulin. Bleibt der Blutzucker unverändert hoch und sind die Ketone ++/+++im Urin bzw. über 1,5 mmol/l im Blut, wenden Sie das Behandlungsschema der schweren Stoffwechselentgleisung an (➤ 9).
- Trinken Sie bei niedrigen Blutzuckerwerten schluckweise gezuckerten Tee, Cola oder zuckerhaltige Getränke.

Sobald es Ihnen besser geht, beginnen Sie mit einem langsamen Kostaufbau. Sind Sie sich nicht sicher, ob Sie die Nahrung bei sich behalten werden, spritzen Sie lieber erst 1–2 Stunden nach dem Essen die dafür vorgesehene Insulinmenge.

Tipps für die Kohlenhydratzufuhr bei Erbrechen

- **Cola** in kleinen Schlucken trinken, schlagen Sie jedoch vorher die Kohlensäure heraus. Cola stoppt den Brechreiz. ½ kleines Glas (ca. 100 ml) entspricht 1 KE.
- **Salzstangen** essen. Sie gleichen den Salzverlust aus. 15–20 Stück (15 g) entsprechen 1 KE.
- **Tee mit Zucker** in kleinen Schlucken trinken. Pro Tasse 2 gehäufte Teelöffel Zucker (1 KE) zufügen.
- **Zwieback** (2 Stück = 1 KE), Banane (½ Banane = 1 KE) und **Haferflocken** (2 Essl. = 1 KE) sind Kohlenhydrate in konzentrierter, leicht verträglicher Form.

Tipps für die Kohlenhydratzufuhr bei Durchfall

Wenngleich ein Vorteil für einen langsamen Kostaufbau bei Durchfallerkrankungen nicht erwiesen ist, ziehen es viele Betroffene vor, die Kost schrittweise aufzubauen.

- **Stufe 1:** gezuckerter schwarzer Tee. Pro Tasse 2 Teelöffel Zucker hinzufügen.
- **Stufe 2:** Zwieback, Banane.
- **Stufe 3:** geriebener Apfel.

Anschließend können Sie auf eine leicht verträgliche Kost (fettarm, leicht verdaulich) übergehen. „Hafertage“ sind unnötig.

Der typische Durchfall bei Reisen in südliche Länder dauert meist 1–3 Tage. Sorgen Sie vor und nehmen Sie das Nötigste von zu Hause mit.

8.7.3 Medizinische Untersuchungen und kleinere Eingriffe

Sie sollen wegen einer Untersuchung des Magens nüchtern beim Arzt erscheinen. Spritzen Sie deshalb bitte Ihr Verzögerungsinsulin und evtl. eine Blutzuckerkorrektur. Das Essensinsulin spritzen Sie erst dann, wenn Sie wieder essen dürfen.

Bei kleineren Eingriffen (z. B. beim Zahnarzt) gehen Sie bitte genauso vor. Testen Sie Ihren Blutzucker im üblichen 4–6 Stundenrhythmus und korrigieren Sie, falls notwendig.

Es kann dann sinnvoll sein, mit einem leicht erhöhten Blutzuckerwert (z. B. 150 statt 100 mg/dl) zur Untersuchung zu gehen, damit es während des Eingriffs nicht zu einer Unterzuckerung kommt.

Tipps zum Umgang mit dem Diabetes bei Krankenhausaufenthalten geben wir in ➤ 17.2.

8.7.4 Fasten und Abnehmen

Wollen Sie einmal einen Tag fasten, dann spritzen Sie nur das Verzögerungsinsulin. Eventuell ist es erforderlich, dass Sie morgens eine kleine Menge kurzwirkendes Insulin zusätzlich spritzen müssen, um den Blutzuckeranstieg am Morgen, den viele Diabetiker haben, zu vermeiden (ca. 5 % der Tagesinsulinmenge). Das sind bei einem Tagesinsulinbedarf von 50 Einheiten 2–3 Einheiten.

Nach ca. 12-stündigem Fasten kann der Blutzucker etwas absinken, sodass Sie zur Stabilisierung des Blutzuckers über den Tag verteilt 2–3 KE Traubenzucker benötigen. Das ist normal, denn die Leber schüttet bei längerem Fasten weniger Zucker aus als sonst.

Haben Sie vor, länger als einen Tag zu fasten, so sollten Sie das Verzögerungsinsulin in 10 %-Schritten verringern.

Ich teste mich selbst

Fragen zum Thema „Verhalten in besonderen Situationen"

Antworten ➤ 20.1

1. In welchen Situationen sollten Sie Ketone testen?
   a) immer, wenn Sie Blutzucker testen
   b) wenn der Blutzucker über 240 mg/dl liegt
   c) bei Gewichtsabnahme
   d) bei Fieber

2. Mit welchen Maßnahmen verhindern Sie einen Blutzuckeranstieg im Rahmen einer Erkältung?
3. Sie haben Brechdurchfall. Das Bolusinsulin zu den Mahlzeiten entfällt, da Sie die Nahrung nicht bei sich behalten. Was tun Sie, damit sich Ihr Zustand nicht verschlechtert?
   a) Sie testen alle 4 Stunden den Blutzucker.
   b) Bei niedrigen Blutzuckerwerten trinken Sie schluckweise gezuckerten Tee.
   c) Bei hohen Blutzuckerwerten testen Sie Ketone und führen eine Blutzuckerkorrektur durch. Fieber messen.
4. Sie sollen morgens nüchtern (d. h. ohne gefrühstückt zu haben) beim Arzt erscheinen. Wie verfahren Sie morgens mit Ihrem Bolusinsulin?
   a) Sie spritzen wie gewohnt.
   b) Falls nötig, spritzen Sie Korrekturinsulin zu Hause, das Insulin für das Essen spritzen Sie erst zur nächsten Mahlzeit.
5. Wie verfahren Sie bei diesem Arztbesuch mit dem Basisinsulin?
   a) Sie spritzen wie gewohnt.
   b) Sie verringern die Basisinsulindosis am Abend vorher um 10 %.
   c) Falls Sie mehrmals täglich eine Basis spritzen, mit der Morgenbasis bis nach dem Arztbesuch warten.

KAPITEL

9 Behandlung einer schweren Stoffwechselentgleisung

Denken Sie bei anhaltend hohen Blutzuckerwerten an die Möglichkeit einer schweren Stoffwechselentgleisung. Häufig wird der Zeitpunkt für eine selbstständige Behandlung der Stoffwechselentgleisung verpasst, weil man nicht daran denkt, einen Test auf Ketone durchzuführen.

▼

Bei Übelkeit, Erbrechen, Bauchschmerzen und/oder einem Blutzucker über 240 mg/dl Ketone testen!

Wenn Sie trotz Blutzuckerkorrektur mehrfach hohe Blutzuckerwerte und viel Ketone (++ bis +++ im Urin bzw. über 1,5 mmol/l im Blut) messen, liegt eine schwere Entgleisung des Stoffwechsels vor. Oft kommt es dabei zu Übelkeit, Erbrechen oder Bauchschmerzen. Wenn Sie nicht handeln, können Sie in eine Ketoazidose mit Bewusstlosigkeit (Koma) kommen.

Bitten Sie Ihren Diabetologen telefonisch um Hilfe oder suchen Sie das nächste Krankenhaus auf, wenn Sie unsicher sind oder Ihre Maßnahmen nicht zum Erfolg führen.

Ursache ist oft eine Erkrankung (meist mit Fieber) oder das Weglassen von Insulin. Auch ein defekter oder falsch bedienter Pen könnte der Grund sein!

Vermeiden Sie jetzt körperliche Anstrengung und essen Sie nichts. Ihr Körper braucht sofort kurzwirkendes Insulin und Wasser!

Falls Sie Ihr kurzwirkendes Insulin mit einem Pen spritzen, vergewissern Sie sich, ob er funktioniert – im Zweifelsfall lieber eine Spritze benutzen. Insulinkonzentration beachten (➤ 5.2).

Wenden Sie jetzt das in ➤ Abb. 9.1 dargestellte Ketoazidoseschema an.

Es kann sein, dass der Blutzucker schon nach ein oder zwei Insulininjektionen normalisiert ist, man muss nicht alle Schritte des Schemas durchlaufen.

Vergessen Sie nicht, Ihre Insulintherapie fortzusetzen. Ihr Verzögerungsinsulin sollten Sie weiter zu den gewohnten Zeiten spritzen. Bedenken Sie den weiterhin erhöhten Insulinbedarf, falls Sie durch eine fieberhafte Erkrankung in den Insulinmangel hineingeraten sind (➤ 8.7.1).

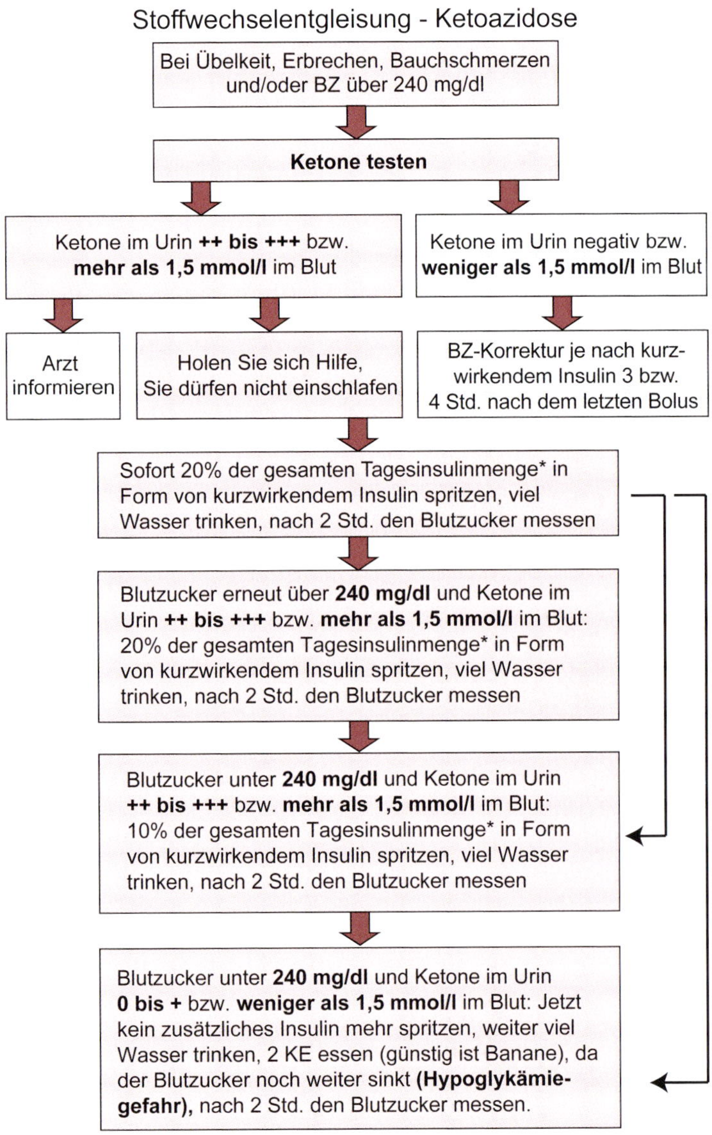

Erforschen Sie die Ursache Ihrer Entgleisung!

* So berechnen Sie Ihre Tagesinsulinmenge:

Summe Basis [morgens, mittags, abends und spät]	Einheiten ______
Summe Bolus [morgens, mittags, abends und spät]	Einheiten ______
Tagesinsulinmenge [Basis plus Bolus]	Einheiten ______
davon 10%:	Einheiten ______
davon 20%:	Einheiten ______

Abb. 9.1 Behandlungsschema Stoffwechselentgleisung – Ketoazidose [L157]

!

Wenn Sie nach 3 Insulininjektionen die Stoffwechselentgleisung nicht beheben konnten oder keine Flüssigkeit mehr bei sich behalten können, suchen Sie das nächste Krankenhaus auf.

!

Wenn Sie alleine leben:

Bitten Sie im Krankheitsfall Angehörige oder Freunde um Hilfe, damit Ihre Versorgung sichergestellt ist. Bedenken Sie, dass Sie bei schwerer Entgleisung des Diabetes schläfrig oder sogar bewusstlos werden können und deshalb womöglich die notwendige Insulinzufuhr nicht durchführen! Telefonieren Sie rechtzeitig mit Ihrem Diabetologen und besprechen Sie Ihr Vorgehen.

Wir empfehlen Ihnen, den unteren Abschnitt des Schemas mit Ihren Werten auszufüllen. Sie haben es dann im „Ernstfall" leichter.

Ich teste mich selbst

Fragen zum Thema „Behandlung einer schweren Stoffwechselentgleisung"

Antworten ➤ 20.1

1. Wie viel kurzwirkendes Insulin spritzen Sie, wenn der Blutzucker trotz Korrektur den ganzen Tag um 300 mg/dl lag und die Ketonkörperuntersuchung des Urins eine starke Azetonausscheidung (+++) ergibt bzw. die Ketonmessung im Blut über 1,5 mmol/l ergibt?
2. Sie haben eine schwere Stoffwechselentgleisung festgestellt. Wann spritzen Sie kurzwirkendes Insulin?
   a) sofort
   b) bei der nächsten fälligen Insulininjektion
3. Wenn der Diabetes entgleist ist, sollten Sie Ihren Blutzucker häufiger als sonst testen. In welchen Zeitabständen tun Sie das?
4. Wegen einer schweren Entgleisung des Diabetes haben Sie bereits zweimal 20 % der Tagesinsulinmenge als kurzwirkendes Insulin gespritzt. Nach 2 Stunden testen Sie: Urin bzw. Blut ist ketonfrei, Blutzucker 180 mg/dl. Was sollten Sie jetzt tun?
   a) Sie trinken viel Wasser.
   b) Sie spritzen sofort 20 % der gesamten Tagesinsulinmenge in Form von kurzwirkendem Insulin.
   c) Sie messen zweistündlich den Blutzucker.
   d) Sie essen 2 KE, z. B. eine Banane.

5. Was würde passieren, wenn Sie aufgrund von Übelkeit und Appetitlosigkeit nichts essen und sämtliches Insulin weglassen?
   a) Eine Unterzuckerung tritt ein.
   b) Es kommt zur Ketoazidose.
   c) Es passiert gar nichts.

KAPITEL

10 Die Unterzuckerung

Die Unterzuckerung (Hypoglykämie) ist im Alltag des Betroffenen die unangenehmste und gefährlichste Auswirkung der Insulintherapie. Für viele Betroffene ist der Umgang mit Unterzuckerungen schwierig: Weil sie hohe Blutzuckerwerte vermeiden wollen, gehen sie ein höheres Unterzuckerungsrisiko ein. Damit kommen sie „vom Regen in die Traufe" häufiger Unterzuckerungen. Eine gute Insulintherapie mit wenigen Unterzuckerungen ist für manchen Betroffenen eine kaum lösbare Aufgabe. Er muss sich für eine Kompromisslösung entscheiden, wenn er eine sichere Insulintherapie wünscht.

Man kann unterschiedliche Schweregrade einer Unterzuckerung unterscheiden:

Leichte Unterzuckerungen: Sie treten beim Blutzuckerabfall zuerst auf. Typisch sind körperliche Hinweiszeichen (schwitzen, zittern, s. u.). Die geistige Funktionsfähigkeit ist wenig eingeschränkt, der Betroffene kann sich noch gut selbst helfen.

Schwere Unterzuckerungen: Leichte können eventuell in schwere Unterzuckerungen übergehen. Der Betroffene kann sich dann nicht mehr selbst helfen, weil er seinen Zustand nicht mehr einschätzen kann oder weil er in seiner Handlungsfähigkeit eingeschränkt ist. Es gelingt ihm nicht mehr, sich sofort eine ausreichende Menge schnell wirksamer Kohlenhydrate zuzuführen. Dabei kann es auch zu Krämpfen und Bewusstlosigkeit kommen.

Eine Unterzuckerung liegt vor bei einem Blutzuckerwert von 60 mg/dl und darunter, sie muss in jedem Fall behandelt werden. Diabetiker sind bei BZ-Werten unter 60 mg/dl nicht mehr leistungsfähig, auch wenn sie sich noch gut fühlen.

Auch leichte Unterzuckerungen können bereits zu Wahrnehmungs- und Konzentrationsstörungen führen, die z. B. das Unfallrisiko für Menschen mit Diabetes am Steuer erheblich erhöhen (Hinweise für Autofahrer, ➤ 17.3.5). Bei 30–50 % der Menschen mit Typ-1-Diabetes kommt es im Laufe des Lebens zu einer Ohnmacht oder einem Krampfanfall aufgrund einer schweren Unterzuckerung. Dies kann zu Stürzen mit der Gefahr von Verletzungen oder Knochenbrüchen führen. Bei Werten unter 60 mg/dl ist das Risiko einer schweren Unterzuckerung mit Hilflosigkeit sehr hoch. Irgendwann passiert es zum ersten Mal, und dann kann es sich leicht wiederholen.

- Leichte Unterzuckerungen führen nicht zu körperlichen Schäden.
- Schwere Unterzuckerungen führen im Allgemeinen langfristig nicht zu geistigen Beeinträchtigungen, häufige schwere und lang anhaltende Unterzuckerungen können zu Hirnschäden führen.
- Die Wahrnehmung von Unterzuckerungen wird mit zunehmender Diabetesdauer schlechter.
- Häufige Unterzuckerungen führen zu einem Verlust der Wahrnehmungsfähigkeit, die durch die Vermeidung von Unterzuckerungen oft wieder verbessert werden kann (➤ 10.3.2).

▼

Wenn Sie eine Unterzuckerung spüren:
Essen Sie sofort 4–6 Täfelchen Traubenzucker oder trinken Sie 0,2–0,3 l Cola/Limonade/Fruchtsaft/Malzbier.

Diese Menge führt zu einem schnellen und ausreichenden Blutzucker-Anstieg, sodass die Unterzuckerung schnell und sicher beendet wird. In extremen Fällen, z. B. nach sehr langer anstrengender Tätigkeit, kann es einmal passieren, dass auch diese Menge noch nicht reicht, daher:

▼

Wenn nach 10–15 Minuten die Unterzuckerung nicht beendet ist: Nehmen Sie noch einmal schnellwirkende Kohlenhydrate zu sich (s. o.).

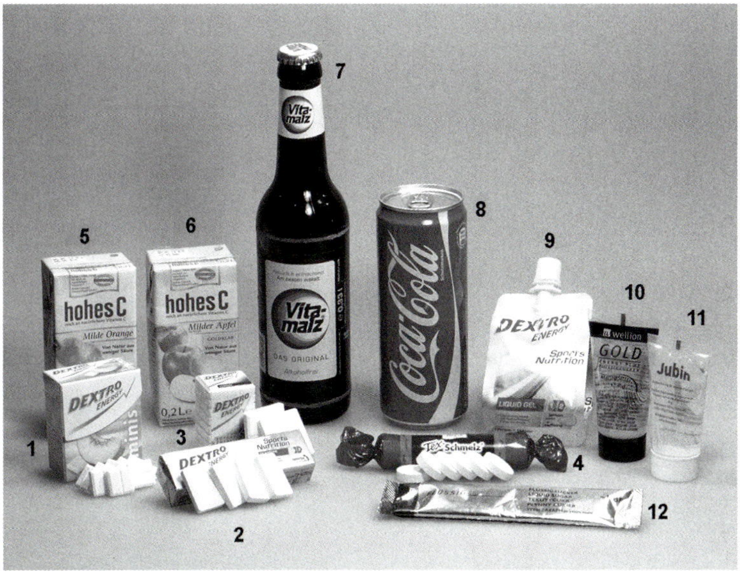

Abb. 10.1 Geeignete KE bei Unterzuckerung (Circa-Angaben) [K338]
1 1 KE Dextro Energy Minis: 9 Stück
2 1 KE Dextro Energy Stange: 4 Täfelchen
3 1 KE Dextro Energy classic: 2 Täfelchen
4 1 KE Traubenzuckerdrops: 6 Stück
5 1 KE Orangensaft: 100 ml, hier abgebildet: 0,2 l
6 1 KE Apfelsaft: 90 ml, hier abgebildet: 0,2 l
7 1 KE Malzbier: 100 ml, hier abgebildet: 0,33 l
8 1 KE Cola: 100 ml, hier abgebildet: 0,33 l
9 Dextro Energy Liquid Gel: 1 Beutel 2,8 KE
10 Wellion Gold: 1 Tube 3,5 KE
11 Jubin: 1 Tube 3 KE
12 Wellion Flüssigzucker: ca. 1 KE

Traubenzucker gibt es in verschiedenen Handelsformen wie z. B. Dextro-Energen, Traubenzucker-Drops, Jubin, Wellion Gold (➤ Abb. 10.1). Suchen Sie sich das Produkt aus, das Ihnen am angenehmsten ist und bleiben Sie dabei. In der Schwangerschaft sollten Diabetikerinnen darauf achten, den Blutzucker nach der Unterzuckerung nicht zu hoch ansteigen zu lassen. Daher sollten sie bei einer leichten Unterzuckerung weniger Traubenzucker nehmen (➤ 13.1).

10.1 Gründe für Unterzuckerungen, Abhilfen und Vorbeugungsmaßnahmen

Zu Unterzuckerungen kann es kommen, wenn dem Körper mehr Insulin zugeführt wurde, als er benötigt. Die Hauptgründe sind:

Sie haben doppelt oder zu viel gespritzt

Vorbeugung

Bei Unsicherheit, ob Sie schon gespritzt haben, spritzen Sie besser kein Insulin, sondern korrigieren Sie frühestens nach 3–4 Stunden den eventuell erhöhten Blutzucker.

Abhilfe

Wenn Sie eine Überdosierung rechtzeitig bemerken: Essen Sie vorbeugend mehr Kohlenhydrate, um eine Unterzuckerung zu verhindern. Falls Sie zur Nacht zu viel gespritzt haben, essen Sie zusätzliche Kohlenhydrate, stellen Sie sich eventuell den Wecker auf 3:00 Uhr und testen Sie dann den Blutzucker. Kommt es häufiger vor, dass Sie sich unsicher sind, ob Sie für eine Mahlzeit schon gespritzt haben? Ein Pen, der auf einem Display die Uhrzeit und Menge der letzten Injektion anzeigt, kann möglicherweise helfen (➤ 5.4, ➤ Abb. 5.2).

Sie haben zu wenig oder zu spät Kohlenhydrate gegessen

1. Wenn Sie Normalinsulin spritzen: Achten Sie darauf, Zwischenmahlzeiten, für die Sie zur Hauptmahlzeit schon gespritzt haben, rechtzeitig zu essen (spätestens 3 Stunden nach der Spritze).
2. Machen Sie bei hohen Blutzuckerwerten den Spritz-Ess-Abstand nicht zu lang: Warten Sie bei Normalinsulin nicht länger als 1 Stunde, bei kurzwirkendem Analoginsulin nicht länger als 15 Minuten (Spritz-Ess-Abstand, ➤ 8.2.8).

Sie haben sich körperlich sehr angestrengt

Dies kann den Insulinbedarf noch viele Stunden danach senken (➤ 12.2).

Vorbeugung

1. Verringern Sie Ihr Insulin **vor** einer körperlichen Anstrengung, wenn Sie es vorher planen können.
2. Verringern Sie das Insulin, das Sie **nach** der körperlichen Anstrengung spritzen.
3. Wenn Sie das Insulin nicht vermindern konnten, essen Sie mehr Kohlenhydrate und stecken Sie mehr Traubenzucker ein.

Sie haben eine größere Menge Alkohol getrunken

Dadurch steigt das Risiko für eine (schwere) Unterzuckerung noch 10–20 Stunden nach dem Alkoholgenuss.

Vorbeugung

Vermeiden Sie Alkohol im Übermaß.

Abhilfe

1. Essen Sie vorbeugend sicherheitshalber Kohlenhydrate dazu, die lange vorhalten (z. B. Vollkornbrot mit Käse).
2. Achten Sie in den Stunden nach dem Alkoholgenuss, auch noch am folgenden Vormittag, sehr auf Unterzuckerungen. Testen Sie den Blutzucker häufiger.

Sie haben Ihr Nachtinsulin gespritzt und sind mit einem niedrigen Blutzuckerwert schlafen gegangen, ohne noch etwas gegessen zu haben

Vorbeugung

Vermeiden Sie eine nächtliche Unterzuckerung, indem Sie vor dem Schlafengehen noch etwas essen (ca. 1–2 KE), wenn der Blutzucker unter 120 mg/dl liegt.

Essen Sie mehr dazu, wenn eine zu hohe Insulindosis, körperliche Aktivität oder Alkohol den Blutzucker senken können.

10.2 Anzeichen von Unterzuckerungen

Die Anzeichen einer Unterzuckerung kann man in zwei Gruppen unterteilen. Es können nacheinander oder gleichzeitig Anzeichen aus beiden Gruppen auftreten.

Bei den Anzeichen der hormonellen Gegenregulation versucht der Körper, den Blutzucker aus eigener Kraft zu erhöhen (auch „autonome" oder „adrenerge" Symptome genannt). Der Betroffene ist oft noch bei klarem Bewusstsein, kann also noch gut etwas gegen die Unterzuckerung unternehmen.

1. Anzeichen bei hormoneller Gegenregulation

- Schweißausbruch
- Zittern
- Herzklopfen
- Angst
- Heißhunger
- Kribbeln in den Lippen, Armen oder Beinen.

Bei den Anzeichen von Zuckermangel im Gehirn ist die Selbsthilfe schwieriger, weil man vielleicht schon verwirrt ist. Reagieren Sie daher so schnell wie möglich, so lange Sie noch dazu in der Lage sind.

2. Anzeichen bei Zuckermangel im Gehirn

- **allgemeine Leistungsfähigkeit:** Störung der Aufmerksamkeit, Unkonzentriertheit, Müdigkeit, Langsamkeit
- **Denkstörungen:** Verwirrtheit, den Faden verlieren, Gedächtnisstörungen, Verständnisschwierigkeiten beim Lesen und Zuhören, „komische" Gedanken, Störungen im Handlungsablauf (z. B. beim Kaffeekochen, beim Blutzuckertesten!)
- **Wahrnehmungsstörungen:** Doppeltsehen, merkwürdige Bilder
- **Bewegungsstörungen:** Störungen bei einfachen Bewegungen, Torkeln, Stolpern

- **Sprachstörungen:** verwaschene Sprache, inhaltlich durcheinander sprechen
- **Gefühlsstörungen:** Aggressivität, Albernheit, Grimassen
- **nächtliche Alpträume.**

Jeder Mensch mit Diabetes hat seine eigenen Unterzuckerungsanzeichen. Sie können sich im Lauf der Zeit verändern. Also verlassen Sie sich nicht blind auf ein Anzeichen. Die nächste Unterzuckerung kann anders verlaufen.

Sie haben nicht viel Zeit, um richtig auf eine Unterzuckerung zu reagieren. Von den ersten Anzeichen bis zu dem Punkt, von dem ab Sie sich nicht mehr sicher selbst helfen können, ist es nicht weit. Das Unterzuckerungswahrnehmungsfenster (➤ Abb. 10.2) macht das Problem deutlich.

Falls Sie unsicher sind: Riskieren Sie lieber einmal einen zu hohen Blutzucker durch die Behandlung einer fälschlich wahrgenommenen Unterzuckerung als eine schwere Unterzuckerung.

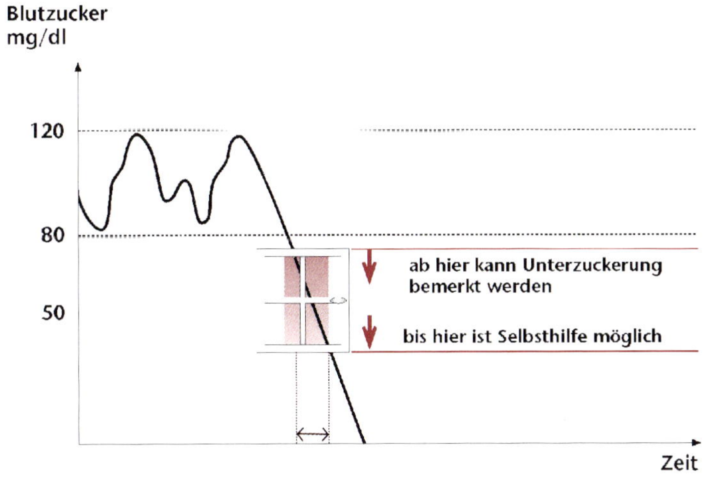

Abb. 10.2 Das Unterzuckerungswahrnehmungsfenster (← → = wenig Zeit) [L157]

10.3 Maßnahmen gegen Unterzuckerungen

10.3.1 Kurzfristige Maßnahmen

So können Sie am besten Unterzuckerungen schnell beenden:

Erst essen, dann messen:

- sofort Traubenzucker essen
- dann (eventuell) testen
- dann nachdenken, wie es zur Unterzuckerung kam.

Wenn Sie einen niedrigen Blutzucker messen, ohne die Symptome einer Unterzuckerung zu spüren, gibt Ihnen die folgende ➤ Tab. 10.1 einen Anhalt über die Menge des benötigten Traubenzuckers.

Sie sollten also bei Blutzuckerwerten unter 80 mg/dl grundsätzlich schnell wirkende Kohlenhydrate essen oder trinken mit Ausnahme der Schwangerschaft (keine Korrektur bei 70–90 mg/dl, vorsichtigere Korrekturen bei leichten Unterzuckerungen). Bleiben Sie immer bei einer Sache (z. B. Traubenzucker oder Limonade oder Fruchtsaft) anstatt verschiedener Kohlenhydrate im Wechsel. Dadurch vermeiden Sie unnötige innere Diskussionen, die zu Zeitverlust führen können.

Tab. 10.1 Menge des benötigten Traubenzuckers bei Unterzuckerung

In einer Unterzuckerung: sofort genug Traubenzucker!	
Blutzucker (mg/dl)	notwendige Traubenzuckermenge
60–80	2 Täfelchen = 10 g
unter 60	4–6 Täfelchen = 20–30 g
unter 40	6 Täfelchen = 30 g
Achtung: Bei einer Unterzuckerung nach Alkoholgenuss brauchen Sie in der Regel mehr Kohlenhydrate.	

Süßigkeiten sind zur Behandlung von Unterzuckerungen schlecht geeignet. Sie sind meist länger im Mund (durch Kauen oder Lutschen) und viele erhöhen den Blutzucker zu langsam (z. B. bei hohem Fettgehalt).

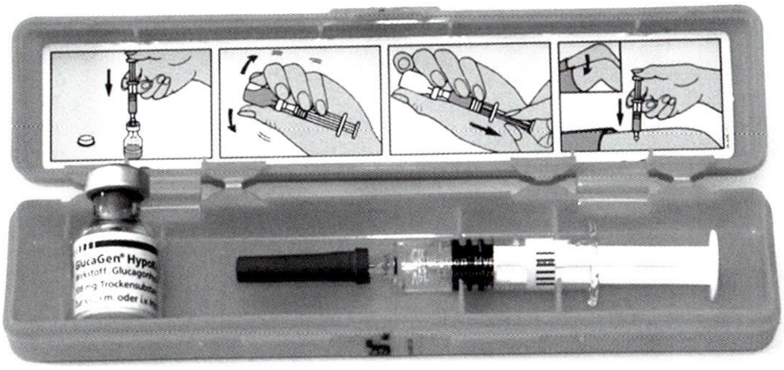

Abb. 10.3 Glukagon (GlucaGen HypoKit) [K337]

Bei Bewusstlosigkeit sollte grundsätzlich der Notarzt gerufen werden. Partner oder andere informierte Menschen können Glukagon spritzen, das Sie deshalb im Hause haben sollten. Es ist ein Gegenhormon des Insulins, das den Blutzucker erhöht (Handelsname GlucaGen HypoKit, ➤ Abb. 10.3). Glukagon sollte man auch auf Reisen dabei haben. Nachdem man das Pulver aufgelöst hat (siehe Beipackzettel), ist es so einfach zu spritzen wie Insulin. Glukagon setzt im Körper vorhandene Zuckerreserven (Glykogen) frei, es wirkt innerhalb von 10 Minuten. Nachdem Sie wieder bei Bewusstsein sind, sollten Sie 4–6 Täfelchen Traubenzucker essen oder 1–2 Gläser Cola oder Saft trinken.

10.3.2 Langfristige Maßnahmen

Kommt es in kürzeren Abständen immer wieder zu Unterzuckerungen, stimmt etwas mit der Insulindosis nicht. Überprüfen Sie selbst, wo der Fehler liegen könnte und versuchen Sie, durch jeweils eine Veränderung über mehrere Tage Unterzuckerungen zu vermeiden (z. B. Insulin reduzieren, Insulin bei körperlicher Aktivität stärker reduzieren, nicht zu früh korrigieren, schneller reagieren bei beginnenden Unterzuckerungen). Besprechen Sie umgehend mit Ihrem Diabetologen, wie das Problem behoben werden kann. Eventuell sollte der Blutzuckerzielwert heraufgesetzt werden, z. B. von 100 auf 140 mg/dl (➤ 8.1).

Sie können auch in speziellen Schulungskursen Hilfe finden, die den Schwerpunkt auf die Wahrnehmung und den Umgang mit Unterzuckerungen legen. Fragen Sie nach, welche Diabeteseinrichtung in Ihrer Gegend solche Kurse oder spezielle Beratungen anbietet. Wenn Sie Ihre Unterzuckerungen eine Zeitlang genau protokollieren, finden Sie eventuell selbst heraus, was Sie falsch machen. (Ein spezielles Tagebuch für Unterzuckerungen können Sie im Internet von www.diabsite.de herunterladen.)

Es ist fast unmöglich, Unterzuckerungen völlig zu vermeiden, wenn man nicht durchgehend zu wenig Insulin spritzen und ständig höhere Werte in Kauf nehmen will. Eine gute Diabetestherapie mit wenig Unterzuckerungen ist für viele Betroffene ein „Drahtseilakt", der wegen der ständigen Entscheidungen anstrengend sein kann und Überlegung und Kraft kostet.

Hilfreich für Menschen mit fehlender Unterzuckerungswahrnehmung oder ausgeprägter Angst vor Unterzuckerungen kann das Tragen eines Geräts zur kontinuierlichen Glukosemessung (CGM) sein. Durch einprogrammierte Warngrenzen macht das Gerät mit Alarmsignalen auf den absinkenden Blutzucker aufmerksam, sodass der Unterzuckerung rechtzeitig vorgebeugt werden kann (➤ 4.2).

Ich teste mich selbst

Fragen zum Thema „Unterzuckerung"

Antworten ➤ 20.1

1. Welche Anzeichen einer Unterzuckerung treten bei Ihnen zuerst auf?
2. Kennen Sie mögliche andere Anzeichen, die bei Ihnen (noch) nicht auftreten? Nennen Sie 3!
3. Was sollten Sie zur Beseitigung einer Unterzuckerung tun (Blutzucker unter 60 mg/dl)?
4. Wie viel Täfelchen Traubenzucker sollten Sie bei einem Blutzucker zwischen 60 und 80 mg/dl nehmen?
5. Was tun Sie, wenn Sie während einer Autofahrt leichte Sehstörungen bemerken?
6. Welche Informationen geben Sie Ihrem Partner über Unterzuckerungen?
7. Welche Informationen geben Sie Arbeitskollegen über Unterzuckerungen?

KAPITEL

11 Insulinpumpentherapie

Seit dem Beginn der 80er Jahre werden Insulinpumpen in der Diabetestherapie eingesetzt. Prinzipiell unterscheidet sich die Therapie mit einer Pumpe nicht wesentlich von der Basis-Bolus-Therapie: Zusätzlich zu einer Basalrate wird zu den Mahlzeiten und zur Blutzuckerkorrektur ein Bolus abgegeben.

Die Stärke der Insulinpumpentherapie liegt in der Verbesserung der basalen Insulinversorgung, die mithilfe entsprechender Programmierung lückenlos und dem individuellen Bedarf des Trägers angepasst wird.

Moderne Insulinpumpen verfügen über einen Bolusrechner, der nach Übertragung der aktuellen Blutzuckermesswerte anhand von vorprogrammierten Daten einen Vorschlag für eine Bolusmenge anzeigt. Der Pumpenträger sollte seinen „Kopf" trotzdem nicht ausschalten, denn die Pumpe kann den Stoffwechsel nur zusammen mit demjenigen, der sie trägt, verbessern. Ein Allheilmittel für die Blutzuckereinstellung ist sie nicht.

11.1 Prinzip der Insulinpumpe

Anders als bei der Insulintherapie mit mehreren einzelnen Spritzen am Tag besteht das Prinzip einer Insulinpumpe darin, über eine im

Unterhautfettgewebe liegende Nadel ständig kleine Insulinmengen abzugeben. Auf diesem Weg ist eine „Rund-um-die-Uhr"-Insulinversorgung gewährleistet.

11.2 Warum Insulinpumpentherapie?

Für eine Insulinpumpentherapie kann es verschiedene Gründe geben:

- starker Blutzuckeranstieg in der 2. Nachthälfte (Dawn-Phänomen)
- Schwangerschaft/Schwangerschaftsvorbereitung
- schwere Unterzuckerungen
- eingeschränkte Unterzuckerungswahrnehmung
- nicht kontrollierbare Blutzuckerschwankungen
- schwere Folgeerkrankungen (besonders bei schmerzhafter Polyneuropathie und diabetischem Fußsyndrom)
- sehr unregelmäßiger Tagesablauf
- Reduktion der Injektionshäufigkeit
- In seltenen Fällen ist das unter die Haut gespritzte Insulin unwirksam. Insulin kann dann nach einem kleinen operativen Eingriff von der Pumpe direkt in die Bauchhöhle geleitet werden.

Für eine Pumpentherapie muss der Betroffene motiviert sein. Denn ohne Beachtung von Hygienevorschriften und ohne mehrfach täglich durchgeführte Stoffwechselkontrollen ist eine sichere Pumpentherapie nicht durchführbar. Bei gut geschulten Patienten treten Probleme, die in den Anfängen der Pumpentherapie häufiger beobachtet wurden (wie schwere Unterzuckerungen, häufige Ketoazidosen, Gewichtszunahme), seltener auf als bei anderen Insulintherapien. Im Vergleich zur konventionellen Insulintherapie mit Pen oder Spritzen sind schwere Unterzuckerungen seltener.

Für jeden Anwärter oder Träger einer Insulinpumpe ist von großer Bedeutung, wie gut er die Pumpe akzeptiert und ob Partner und Kinder sich an die Pumpe gewöhnen. Wenn sich eine Abwehrhaltung nicht spätestens im Verlauf eines Vierteljahres verringert, sollte man überprüfen, ob eine Pumpentherapie sinnvoll ist.

11.3 Wie funktioniert eine Insulinpumpe?

Alle Pumpenmodelle werden mit Batterien betrieben. Der Träger kann eine variable Basalrate programmieren und zusätzlich per Knopfdruck Boli abgeben. Pumpen verschiedener Hersteller unterscheiden sich in Bedienung, Elektronik und Aussehen (➤ Abb. 11.1).

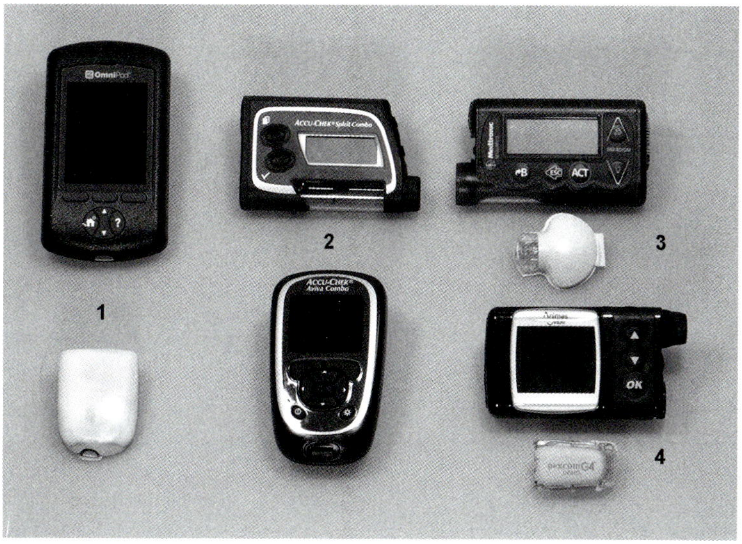

Abb. 11.1 Verschiedene Pumpenmodelle [K338]
1 Mylife OmniPod, Insulin Patch-Pumpe mit PDM (Ypsomed)
2 ACCU-CHEK Spirit Combo mit Aviva Combo Steuer- und Blutzucker-Messgerät (Roche Diagnostics)
3 MiniMed PARADIGM Veo, mit Sensor (Medtronic Minimed)
4 Animas Vibe (Animas Corporation), mit DEXCOM G4 (Sensor)

Insulinpumpen werden mit kurzwirkendem Insulin gefüllt. Anstelle eines Verzögerungsinsulins gibt die Pumpe kontinuierlich eine kleine Menge Insulin ab. Je nach Bedarf lässt sich die Basalrate über 24 Stunden konstant oder variabel programmieren. Variable Basalraten sind sinnvoll, wenn der Insulinbedarf im Tagesverlauf unterschiedlich ist. Es gibt auch die Möglichkeit, verschiedene Basalraten zu programmieren, z. B. für Schichtdienst oder Arbeit und Freizeit. Ein Bolus wird über Drucktasten am Gerät oder eine Fernbedienung gewählt. Dabei wird das Insulin mit Hilfe eines Motors über einen Katheter in das Unterhautfettgewebe geleitet.

Vor dem Anlegen des Katheters muss die Haut desinfiziert werden. Die Katheter sind selbstklebend. Die Katheternadel wird ca. alle 48 Stunden neu gelegt.

Eine Neuentwicklung sind sogenannte Patch-Pumpen. Die wesentliche Neuerung besteht darin, dass man keinen Katheter benötigt. Ein kleines mit Insulin gefülltes Behältnis (Reservoir) wird auf die Haut geklebt. Das Insulin wird über eine integrierte Nadel in das Unterhautfettgewebe abgegeben. Gesteuert wird die Insulinabgabe durch einen Handheld-Computer, der gleichzeitig ein BZ-Messgerät ist. In Deutschland ist die Patch-Pumpe „OmniPod" seit Mitte 2010 zugelassen. Weitere Modelle befinden sich in der Entwicklung.

11.4 Probleme der Insulinpumpentherapie

Alle Geräte sind mit verschiedenen Alarmfunktionen ausgerüstet, die eine zu niedrige Spannung der Batterien, leere Ampullen oder elektronische Fehler anzeigen. Ein besonderes Augenmerk gilt dem Katheterverschlussalarm: Wenn zu wenig Insulin abgegeben wird oder der Insulinfluss ganz zum Stehen kommt, kann sich schneller als bei der Basis-Bolus-Therapie eine Ketoazidose entwickeln. Da keine Versorgung mit einem Verzögerungsinsulin existiert, ist dieser Zustand durch die Unterbrechung der Insulinzufuhr je nach verwendetem Insulin bereits nach 3–5 Stunden erreicht. Der Blutzucker kann schon nach wenigen Stunden steigen, und es kommt schneller zur Bildung von Ketonen. Die Blutzuckerwerte müssen nicht zwangsläufig sehr hoch sein, ketoazidotische Stoffwechsellagen können bei Insulinpumpenträgern schon bei Blutzuckerwerten um 200 mg/dl auftreten.

11.5 Insulinpumpenschulung

Voraussetzung für eine erfolgreiche Pumpentherapie ist die Teilnahme an einer Pumpenschulung. In der Regel wird erwartet, dass der Interessent die BBT beherrscht. Die Schulung informiert über Besonderheiten der Pumpentherapie bezüglich Insulinanpassung und Pumpentechnik und vermittelt besondere Verhaltensregeln in Notsituationen (z. B. Ketoazidose).

Die meisten Krankenkassen übernehmen die Kosten für eine Insulinpumpentherapie nur, wenn eine ausreichende Begründung für die Therapie vorliegt. So verlangen die Kassen einen schriftlichen Nachweis, dass der Stoffwechsel mit einer herkömmlichen BBT nicht gut eingestellt werden kann. Dazu gehört die lückenlose Tagebuchführung über 3 Monate vor und 1 Monat nach der Schulung sowie die Dokumentation der quartalsmäßigen Untersuchungen beim Diabetologen im Gesundheits-Pass Diabetes. Es wird erwartet, dass sich unter Pumpentherapie der HbA1c-Wert verbessert.

Der Nachweis der guten Einstellung wird auch von den Patienten gefordert, die eine Folgeverordnung für die Pumpe benötigen.

11.6 Kontinuierliches Glukosemonitoring (CGM) und Insulinpumpentherapie

In Verbindung mit den Insulinpumpen Paradigm Veo und Animas Vibe wird die Möglichkeit einer kontinuierlichen Glukosemessung (CGM) angeboten. Mit Hilfe eines im Unterhautfettgewebe liegenden Sensors werden alle 5 Minuten Glukosewerte an die Insulinpumpe weitergegeben. Der Benutzer kann die Glukosemessungen auf dem Display der Pumpe verfolgen. Er kann Warngrenzen eingeben, sodass die Pumpe durch Signale auf niedrige oder hohe Werte aufmerksam macht. Richtungspfeile zeigen an, ob der Gewebezucker steigende, stabile oder fallende Tendenz hat, und helfen dadurch, Unterzuckerungen vorzubeugen. Die Insulinpumpe MiniMed Paradigm Veo verfügt außerdem über eine automatische „Hypo-Abschaltung". Die Insulinzufuhr wird unterbrochen, wenn der Glukosespiegel zu niedrig ist.

Selbstverständlich können Patienten mit anderen Insulinpumpenmodellen (➤ Abb. 11.1) oder BBT Systeme der CGM nutzen, die unabhängig von einer Insulinpumpe einsetzbar sind.

Ein weiterer Nutzen der CGM ist, dass die engmaschige Gewebezuckermessung hilft, Insulinwirkung und Kohlenhydratresorption genauer zu verfolgen und die Insulinabgabe über die Pumpe entsprechend anzupassen.

KAPITEL

12 Sport und körperliche Aktivität

Körperliche Bewegung senkt den Insulinbedarf. Nicht nur beim gezielt ausgeübten Sport, sondern auch bei veränderter körperlicher Belastung im Freizeit- oder Berufsbereich muss deshalb die Diabetestherapie an die veränderte Situation angepasst werden, damit der Blutzuckerspiegel im angestrebten Zielbereich bleibt. Die Hauptgefahr ist, bei oder nach der körperlichen Aktivität zu unterzuckern. Die große Zahl von begeistert Sport treibenden Typ-1-Diabetikern beweist, dass der Diabetes kein Hindernis darstellen muss. Voraussetzung ist, dass der Betroffene die Auswirkung von körperlicher Aktivität auf den Stoffwechsel kennt und die Möglichkeiten der Therapieanpassung richtig anwendet.

12.1 Körperliche Aktivität und Stoffwechsel

Bei körperlicher Belastung oder Sport benötigen die Muskelzellen mehr Energie als sonst. Man könnte annehmen, dass dafür auch mehr Insulin benötigt wird. Das Gegenteil ist der Fall: Beim Nichtdiabetiker wird während der Belastungsphase automatisch weniger Insulin ausgeschüttet. Nur dadurch ist es dem Körper möglich, die gespeicherten Zuckerreserven (Glykogen) freizusetzen, in der Leber Glukose neu zu bilden und auch die Fettsäuren zur Energiegewinnung heranzuziehen.

Bei Sport sorgen schon geringe Insulinmengen dafür, dass viel Zucker in die Zellen gelangen kann.

Während der Körper beim Nichtdiabetiker diese Insulineinsparung automatisch vornimmt, müssen Sie als insulinspritzender Diabetiker dafür sorgen, dass die körperliche Aktivität keine Unterzuckerungen hervorruft. Andererseits sollten Sie einen Insulinmangel vermeiden, weil Ihr Blutzucker sonst bei Bewegung stark ansteigt.

12.2 Unter- und Überzuckerungen verhindern

Bewegungsbedingte Unterzuckerungen können Sie durch Absenken (Reduktion) der Insulindosis und/oder zusätzliche Kohlenhydrate (Zusatz-KE) vermeiden. Durch sorgfältige Blutzuckerkontrollen vor, während und nach der Aktivität sollten Sie – besonders wenn Sie unerfahren sind – Ihre Anpassungsmaßnahmen überprüfen.

!

Besonders nach lang dauernder Belastung müssen Sie mit einem späteren Blutzuckerabfall rechnen, da die Glykogenspeicher über den Blutzucker wieder aufgefüllt werden und die Zellen auch lange nach der Aktivität viel empfindlicher auf Insulin reagieren als sonst. Denken Sie bitte besonders an die Gefahr nächtlicher Unterzuckerungen. Reduzieren Sie deshalb abends das Basisinsulin und/oder essen Sie zusätzliche Kohlenhydrate. Lassen Sie sich nicht von einem normalen Blutzucker vor dem Schlafengehen täuschen!

Was viele nicht wissen: Wenn Sie viel zu wenig oder kein Insulin im Blut haben, führt Muskelarbeit zu einem Anstieg des Blutzuckers mit Ketoazidosegefahr. Testen Sie deshalb bei Blutzuckerwerten über 240 mg/dl zusätzlich Ketone im Urin bzw. im Blut. Nicht die Blutzuckerhöhe ist entscheidend, sondern die Ketonausscheidung.

!

Bei hohen Blutzuckerwerten und viel Keton (im Blut über 1,5 mmol/l, im Urin ++ bis +++) ist Sport/Bewegung gefährlich. Beseitigen Sie erst Ihren Insulinmangel mit kurzwirkendem Insulin, trinken Sie viel Wasser und warten Sie ab, bis der Stoffwechsel wieder stabil ist (Ketone im Blut unter 0,6 mmol/l, im Urin negativ bis +, Blutzucker gesunken, ➤ 9, ➤ Abb. 9.1). Überlegen Sie, was den Insulinmangel verursacht haben könnte (Kein Insulin gespritzt? Defekter Pen? Infekt? Insulinversorgungslücke?).

Sehen Sie unsere nun folgenden Tipps bitte als Starthilfe an. Machen Sie Ihre eigenen Erfahrungen und stellen Sie sich Ihre individuellen Regeln zur Anpassung bei Sport und körperlicher Aktivität zusammen. Es gibt keine „Rezepte“, die für jeden gelten!

12.3 Was Sie vor körperlicher Aktivität bedenken sollten

- Beachten Sie Ihren Trainingszustand. Bei untrainierten Diabetikern sind die Glykogenspeicher nicht so gut gefüllt. Deshalb unterzuckern sie leichter! Unterschätzen Sie nicht die blutzuckersenkende Wirkung von Spaziergängen, wenn Sie sich sonst wenig bewegen! Auch alltägliche Belastungen wie Haushalt und Einkaufen müssen beachtet werden.
- Planen Sie Dauer, Stärke und Art der Bewegung/des Sports ein und bedenken Sie, wie stark die Wirkung von Basis- und Bolusinsulin im Sportzeitraum sein wird (Hinweise zur Insulinwirkung ➤ 7.3).
- Bedenken Sie den Unterschied in der Belastungsart und -intensität auch bei lang andauernder Bewegung: Eine 6-stündige gemütliche Radtour erfordert erfahrungsgemäß weniger Insulinreduktion bzw. Kohlenhydratzufuhr als ein Umzug gleicher Dauer in den 4. Stock!
- Messen Sie den Blutzucker kurz vor dem Sport und berücksichtigen Sie, wie lange die letzte Mahlzeit her ist. Auch wenn Sie bereits Insulin reduziert haben, können noch zusätzliche schnellwirkende Kohlenhydrate erforderlich sein.

12.3.1 Blutzuckerkontrollen auch während der körperlichen Belastung?

Nutzen Sie Pausen zum Testen, besonders wenn Sie noch wenig Erfahrung mit der Auswirkung der Bewegung haben. Essen Sie bei Bedarf rechtzeitig zusätzliche Kohlenhydrate.

12.3.2 Blutzucker auch nach körperlicher Aktivität überwachen!

Die Messungen nach der Belastung zeigen Ihnen, ob Ihre Maßnahmen richtig waren. Denken Sie an die Sportnachwirkung. Bedenken Sie, dass Sie auch dann den Blutzucker testen sollten, wenn Sie schon mehrfach mit Ihren Schätzungen des Blutzuckerverlaufs Erfolg hatten.

Keine Situation gleicht völlig der anderen. Hilfreich kann das Führen eines Sporttagebuchs sein. Darin können Sie Sportart, Dauer und Intensität sowie Ihre Anpassungsmaßnahmen dokumentieren und aus Ihren Erfahrungen lernen.

12.4 Beispiele für Zusatz-KE

Nicht immer lässt sich körperliche Bewegung so vorplanen, dass eine Veränderung der Insulindosierung rechtzeitig vorgenommen werden kann. In diesem Fall ist es erforderlich, den Blutzucker zu testen und je nach Wert zusätzliche Kohlenhydrate zuzuführen.

Wenn Sie noch wenig Erfahrung haben, probieren Sie folgende Faustregel aus:

▼
Pro 30 Minuten Aktivität mittlerer Intensität 1 KE essen.

Geeignet sind schnell resorbierbare KE, z. B. Fruchtsaft, Traubenzucker. Bei lang andauernder Anstrengung können auch langsamer resorbierbare KE sinnvoll sein, z. B. Obst, Müsliriegel, Brot, Schokoriegel.

Die folgende Aufstellung zeigt Beispiele für Zusatz-KE in Abhängigkeit von der Blutzuckerhöhe (➤ Tab. 12.1). Bitte überlegen Sie, ob Ihr aktueller Blutzucker ein Wert nach dem Essen (pp-Wert) ist, der auch

Tab. 12.1 Beispiele für Zusatz-KE

Bewegung	BZ vorher	Zusatz-KE
leicht		
z. B. 1 Stunde Gehen, Kegeln, Radeln, leichte Hausarbeit	um 100 mg/dl (pp-Wert 160 mg/dl)*	1–2 KE
	über 150 mg/dl (pp-Wert 210 mg/dl)	0–1 KE
mittel bis stark		
z. B. 1 Stunde Tennis, Joggen, Fußball, Keller entrümpeln, Garten umgraben	um 100 mg/dl (pp-Wert 160 mg/dl)*	2–4 KE
	150–190 mg/dl (pp-Wert 210–240 mg/dl)*	1–2 KE
	über 200 mg/dl (pp-Wert über 250 mg/dl)*	0–1 KE

* pp = postprandial (nach der Mahlzeit)

ohne Sport wieder absinken würde. Ein pp-Wert von 160 mg/dl vor der Bewegung erfordert ebenso zusätzliche Kohlenhydrate wie ein Nüchtern-Wert von 100 mg/dl!

Wenn Sie untrainiert sind: Essen Sie lieber etwas mehr als zu wenig! Die Trainierten unter Ihnen werden diese Tipps vielleicht als übertrieben ansehen. Sie sind lediglich als Anhaltspunkte gedacht und müssen individuell erprobt werden.

12.5 Insulinverminderung bei körperlicher Bewegung

Bei planbarer körperlicher Belastung sollten Sie Ihre Insulindosierung vorher auf die Bewegung abstimmen. Bitte überlegen Sie sich, welches Insulin zum Zeitpunkt des Vorhabens wie stark wirken wird, und verändern Sie die Dosis entsprechend.

Vielfach wird empfohlen, Sport zum Zeitpunkt auslaufender Insulinwirkung zu treiben, z. B. am frühen Abend (bei Schema 2 × NPH-Insulin, ➤ 7, ➤ Abb. 7.2a), wenn sowohl die Morgendosis des Verzögerungsinsulins als auch der Mittagsbolus nur noch wenig wirken. Bedenken Sie aber, dass Sie dann in einen Insulinmangel hineingeraten können und der Blutzucker in diesem Fall unter Bewegung ansteigen kann. Abhilfe kann hier eine Kombination aus einem kleinen Bolus (1–2 Einheiten) und einigen Sport-KE schaffen. Ein kleiner Bolus kann auch bei hohen Blutzuckerwerten vor Sport (über 250 mg/dl) hilfreich sein. Testen Sie die Ketone im Blut bzw. Urin. Sind diese ++ oder +++ im Urin bzw. über 1,5 mmol/l im Blut nachweisbar, gilt: Kein Sport, erst den Insulinmangel beseitigen.

▼

Berücksichtigen Sie auch den zeitlichen Abstand zwischen Bolusspritze und körperlicher Bewegung und die Wirkeigenschaften Ihres Insulins:

- **Wenn Sie ein kurzwirkendes Analoginsulin verwenden:** Reduzieren Sie Ihren Mahlzeitenbolus, wenn die geplante Aktivität bis zu **2** Stunden nach der Insulininjektion beginnt.
- **Wenn Sie Normalinsulin verwenden:** Reduzieren Sie Ihren Mahlzeitenbolus, wenn die geplante Aktivität bis zu **3** Stunden nach der Insulininjektion beginnt.

Findet die Bewegung später statt, ist die Zufuhr von Sport-KE sinnvoller. Andernfalls haben Sie durch die Insulinreduktion zu lange erhöhte Blutzuckerwerte.

Wenn Sie nach dem Sport Blutzuckeranstiege beobachten, haben Sie wahrscheinlich zu viel Insulin reduziert. In seltenen Fällen kann es nach sehr erschöpfendem Sport (Stresshormonausschüttung) zu erhöhten Werten kommen. Oft ist die Ursache nicht gleich zu ermitteln. Deshalb nicht vorschnell den Blutzucker korrigieren, sondern den Verlauf beobachten.

Trotz Insulinreduktion können noch Zusatz-KE erforderlich sein. Eine Kombination beider Maßnahmen ist im Hinblick auf den größeren Kohlenhydratbedarf bei starker körperlicher Anstrengung sogar anzuraten.

Alle nun folgenden Beispiele können nur Anhaltspunkte sein. Überprüfen Sie die Richtigkeit Ihres Vorgehens durch sorgfältige Blutzuckermessungen. Jeder Diabetiker reagiert anders!

12.5.1 Beispiele für Insulinverminderung bei Kurzzeitaktivität (1–2 Stunden)

Nach dem Frühstück

- Verringern Sie das Bolusinsulin morgens um 30–50 %.
- Dosieren Sie eventuell auch den Mittagsbolus danach vorsichtiger.

Nach dem Mittagessen

- Verringern Sie den Mittagsbolus mindestens um 50 %. Die Unterzuckerungsgefahr ist zu diesem Zeitpunkt besonders groß. Das Verzögerungsinsulin vom Morgen kann noch stark wirken (besonders bei Schema mit 2 × NPH-Insulin und bei Levemir).

Am späten Nachmittag

- Eine Insulinreduktion vor Sport ist nicht sinnvoll, wenn zwischen Sport und Mittagsmahlzeit mehrere Stunden liegen. Essen Sie je nach Blutzuckerlage Zusatz-KE. Achtung (bei Schema 2 × NPH-Insulin), der Blutzucker kann ansteigen, wenn Sie in der Insulinversorgungslücke Sport treiben! Falls notwendig, spritzen Sie vorher 1–2 E kurzwirkendes Insulin.
- Dosieren Sie den nachfolgenden Essensbolus etwas niedriger.
- Unter Umständen sinkt der Blutzucker auch noch in der Nacht. Es kann deshalb sinnvoll sein, das NPH-Insulin/Levemir am späten Abend um 10–30 % zu verringern. Wenn Sie Lantus spritzen, empfehlen wir 1–2 Zusatz-KE.

Nach dem Abendessen

- Verringern Sie den Abendbolus um 30–50 %.
- Wenn Sie NPH-Insulin oder Levemir spritzen, verringern Sie das Verzögerungsinsulin am Abend um 10–30 %. Vergessen Sie nicht, vor dem Schlafengehen den Blutzucker zu messen und eventuell Zusatz-KE zu essen.
- Wenn Sie Lantus spritzen: Eine Verringerung der Lantus-Dosis am Abend würde sich auf den Blutzuckerverlauf des gesamten nächsten Tages auswirken. Deshalb empfehlen wir, einem nächtlichen Blutzuckerabfall durch Essen zusätzlicher Kohlenhydrate vorzubeugen (ca. 2 KE). Messen Sie vor dem Schlafengehen den Blutzucker; je nach Blutzuckerhöhe sind eventuell sogar mehr als 2 KE zusätzlich erforderlich.

12.5.2 Beispiele für Insulinverminderung bei Langzeitaktivität

Tagestour

(z. B. Fahrradtour, Skilanglauf, Wandern) oder andere ganztägige Aktivität (z. B. Umzug, Gartenarbeit, Hausputz, Renovierung):

Basisinsulin

Während und nach der körperlichen Belastung benötigen Sie weniger Basisinsulin.

- Wenn Sie ein NPH-Insulin oder Levemir verwenden, verringern Sie Ihre gesamte Tagesdosis Verzögerungsinsulin und die Dosis am Abend um 30–50 %. Dosieren Sie das Insulin auch am nächsten Morgen noch vorsichtig.
- Wenn Sie Lantus spritzen, haben Sie vor der Belastung die Wahl zwischen zwei Möglichkeiten:
  1. Sie verringern am Abend vor der Tagesaktivität Ihre Lantus-Dosis um 30–50 %.
  2. Sie spritzen am Abend vor der Tagesaktivität Ihre gewohnte Lantus-Dosis und essen zum Ausgleich tagsüber bedeutend mehr Kohlenhydrate. Am Abend nach der Tagesaktivität empfehlen wir Ihnen in jedem Fall, die Lantus-Dosis um 30–50 % zu reduzieren.
- Unerfahrene sollten auch nachts um 3:00 Uhr den Blutzucker testen.

Bolusinsulin

- Reduzieren Sie das Bolusinsulin zu den Mahlzeiten um 50 %. Vielleicht benötigen Sie auch gar kein Insulin zum Essen.
- Dosieren Sie das Insulin auch am nächsten Morgen noch vorsichtig.

Zusatz-KE

- Rechnen Sie damit, dass Sie zusätzliche KE benötigen, auch wenn Sie Insulin reduziert haben.
- Denken Sie daran, vor dem Schlafengehen den Blutzucker zu messen: Sind Zusatz-KE notwendig? Unterschätzen Sie nicht den Blutzuckerabfall durch das Auffüllen der Glykogenspeicher.

Über mehrere Tage anhaltende Belastung

(z. B. Ski-Reise, neue Berufstätigkeit mit starker körperlicher Belastung):

- Verringern Sie Verzögerungs- und kurzwirkendes Insulin wie bei der Tagestour. Denken Sie daran, dass der Insulinbedarf in den folgenden Tagen noch weiter absinken kann.

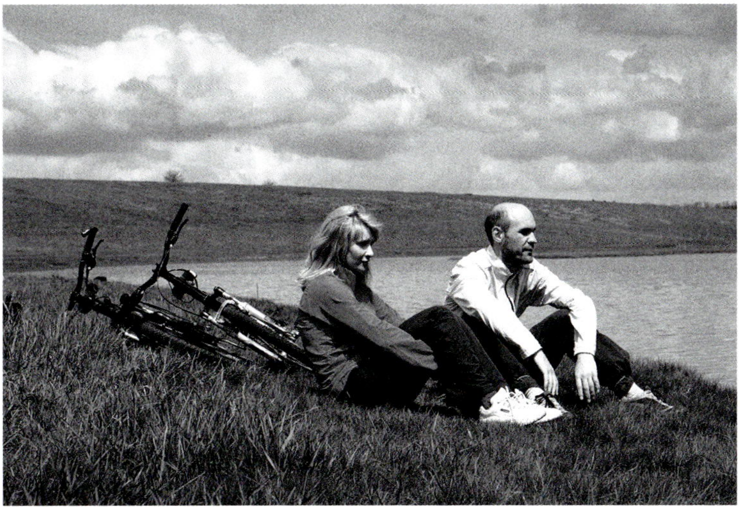

Abb. 12.1 An Sportnachwirkung denken [J787]

- Essen Sie wesentlich mehr Kohlenhydrate, denn Sie haben einen höheren Energiebedarf. Behalten Sie die Insulinverminderung entsprechend Ihren Blutzuckerwerten bei, bis sich die Belastung wieder ändert. Denken Sie an die Sportnachwirkung (➤ Abb. 12.1)!

12.6 Sport – immer gesund?

Wie man Unter- und Überzuckerungen durch Sport vorbeugen kann, lässt sich lernen. Sind deshalb alle Sportarten für Diabetiker geeignet? Bei ausreichenden Vorsichtsmaßnahmen: Ja.

Jeder sollte für sich entscheiden, ob er eine Sportart wählt, bei der er sich (und andere) im Falle einer schweren Unterzuckerung gefährdet.

Als besonders gesund für Lungen, das Herz-Kreislauf-System und die Gelenke gelten Ausdauersportarten wie z. B. Nordic Walking, Schwimmen und Radfahren. Sinnvoll für die Verbesserung der körperlichen Leistungsfähigkeit ist ein regelmäßiges, möglichst mehrmals wöchentliches Training, dessen Dauer und Anstrengung langsam gesteigert werden kann. Tipps zum Trainingsaufbau erhalten Sie bei Sportvereinen und durch Fachliteratur.

Wenn Sie Folgeerkrankungen haben, fragen Sie Ihren Arzt, welche körperliche Aktivität für Sie unbedenklich ist. So sollte man z. B. bei frischen Einblutungen am Augenhintergrund oder wenn eine Laserbehandlung bevorsteht, Springen und Kraftübungen vermeiden.

12.7 Eine Sportvereinigung für Diabetiker: die IDAA Deutschland

Diabetiker als Medaillengewinner in Leichtathletik, als Profis in Fußball- oder Hockeymannschaften und als Teilnehmer an extremen Sportwettbewerben wie dem Hawaii-Ironman (3,8 km Schwimmen, 180 km Radfahren und ein Marathonlauf hintereinander) zeigen, dass sogar erfolgreicher Leistungssport mit Diabetes möglich ist.

Die meisten Diabetiker gehen ihrem Sport in Vereinen oder ohne Vereinsbindung nach. Es gibt aber auch eine Sportvereinigung, die sich speziell für Sport treibende Diabetiker einsetzt: Die IDAA Deutschland e. V., sie wurde 1990 als deutsche Sektion der IDAA (International Diabetic Athletes Association) gegründet. Internationaler Dachverband ist die DESA (Diabetes Exercise and Sports Association). Die IDAA hat dazu beigetragen, dass Diabetiker heute Sportarten ausüben können, von denen ihnen früher abgeraten wurde oder die ihnen sogar verwehrt wurden, wie z. B. das Tauchen mit Geräten.

Freizeitsportler sind der IDAA ebenso willkommen wie Leistungssportler. Die IDAA veranstaltet Kongresse und Sportveranstaltungen, fördert den Erfahrungsaustausch zwischen Diabetikern und gibt ein Jahrbuch heraus. Sie betreut innerhalb einiger öffentlicher Sportveranstaltungen die teilnehmenden Diabetiker (z. B. Stände mit Blutzuckermessung und Kohlenhydratversorgung bei Läufen). Wenn Sie Tipps benötigen oder selbst Anregungen geben wollen, wenden Sie sich an die Geschäftsstelle der IDAA Deutschland (Adresse und Webseite siehe ➤ 20.4).

Ich teste mich selbst

Fragen zum Thema „Sport und körperliche Aktivität"

Antworten ➤ 20.1

1. Körperliche Aktivität verringert den Insulinbedarf
   a) bereits vor der Aktivität.
   b) während der Aktivität und kurz danach.
   c) während der Aktivität und mehrere Stunden danach.
2. Sport führt sicher zum Absinken des Blutzuckers (BZ)
   a) bei normalen BZ-Werten und normaler Insulindosis.
   b) bei hohen BZ-Werten und viel Keton.
   c) bei normalen BZ-Werten und reduzierter Insulindosis.
   d) immer.

3. Bei geplanter Langzeitaktivität sollte man
   a) vorher den BZ und eventuell Ketone testen.
   b) vorher nur das Insulin reduzieren, ohne mehr zu essen.
   c) nur mehr Kohlenhydrate vor und während der Aktivität essen.
   d) sowohl Insulin reduzieren als auch mehr Kohlenhydrate essen.
4. Wenn Sie 1,5 Stunden nach dem Abendbrot eine starke körperliche Anstrengung (2 Std.) planen, sollten Sie
   a) den KE-Faktor zum Abendbrot verringern.
   b) vor dem Zubettgehen den BZ testen.
   c) das NPH-Insulin/Levemir zur Nacht reduzieren.
5. Sie essen um 12:00 Uhr zu Mittag, wollen von 15:30 bis 17:30 Uhr Tennis spielen und dann Abendbrot essen. Folgendes wäre dann sinnvoll:
   a) Sie reduzieren den Mittagsbolus.
   b) Sie reduzieren morgens die Basis.
   c) Sie essen bei normalem BZ 1 KE vor dem Tennis.
   d) Sie essen bei normalem BZ 2–4 KE vor dem Tennis.
   e) Sie machen nach einer Stunde Pause, testen den BZ und essen je nach BZ noch etwas.
6. Ein untrainierter Diabetiker
   a) sollte bei Sport mehr Insulin reduzieren.
   b) sollte bei Sport weniger Insulin reduzieren.
   c) ist bei Sport besonders unterzuckerungsgefährdet.
   d) sollte erst einmal probieren, wie er Sport ohne Veränderungen bei Insulin und Ernährung schafft.

KAPITEL

13 Schwangerschaft und Empfängnisverhütung

13.1 Schwangerschaft

Heute können Diabetikerinnen wie alle andere Frauen gesunde Kinder zur Welt bringen. Die Schwangerschaft gilt zwar aufgrund des Diabetes als Risikoschwangerschaft, aber wenn Sie eine sehr gute Blutzuckereinstellung erreichen, ist das Risiko für Komplikationen bei Mutter und Kind gering (➤ Abb. 13.1).

13.1.1 Planung der Schwangerschaft

Es gilt heute als gesichert, dass erhöhte Blutzuckerwerte Hauptursache für Komplikationen bei Mutter und Kind sind. Auch Frauen ohne Diabetes haben in der Schwangerschaft niedrigere Blutzuckerwerte. Sorgen Sie daher rechtzeitig für eine gute Stoffwechsellage, d. h., schon mehrere Wochen vor der Schwangerschaft soll der HbA1c unter 7 % (noch besser: unter 6,5 %) liegen. Wenn Sie bereits in einer Basis-Bolus-Therapie geschult sind, haben Sie gute Voraussetzungen für die hohen Anforderungen an die Blutzuckereinstellung. Wenn nicht, ist jetzt der Zeitpunkt gekommen, diese Therapie in einer Schulung zu erlernen. Bei unzureichenden Werten sollte der (vorübergehende) Einsatz einer Insulinpumpe erwogen werden.

Welche Insuline können Sie in der Schwangerschaft verwenden? Für Humaninsuline bestehen umfangreiche Erfahrungen, sie gelten als unbedenklich. Die kurzwirkenden Analoginsuline Humalog/Liprolog und NovoRapid haben nach aktuellen Erkenntnissen gegenüber den Humaninsulinen (Normalinsuline, ➤ 7.3, ➤ Tab. 7.2) keine Nachteile, Sie können sie also weiter verwenden. Falls Sie das langwirkenden Analoginsulin Lantus verwenden: Stellen Sie Ihre Insulintherapie auf gentechnologisch unveränderte Insuline (NPH-Insuline, ➤ 7.3, ➤ Tab. 7.3) oder Levemir um, denn es gibt noch keine ausreichende Erfahrung mit Lantus in der Schwangerschaft. Besprechen Sie die eventuell nötige Therapieumstellung mit Ihrem Diabetologen. Setzen Sie die Verhütungsmittel erst dann ab, wenn der HbA1c im Zielbereich ist (siehe oben). So senken Sie das Risiko einer Fehlbildung in der Frühschwangerschaft. Weiterhin können Sie durch Einnahme von Folsäure-Tabletten nach Absetzen des Verhütungsmittels (bis zur 12. Schwangerschaftswoche) das Fehlbildungsrisiko mindern. Bei normaler Schilddrüsenfunktion wird außerdem die Einnahme von Jodid empfohlen.

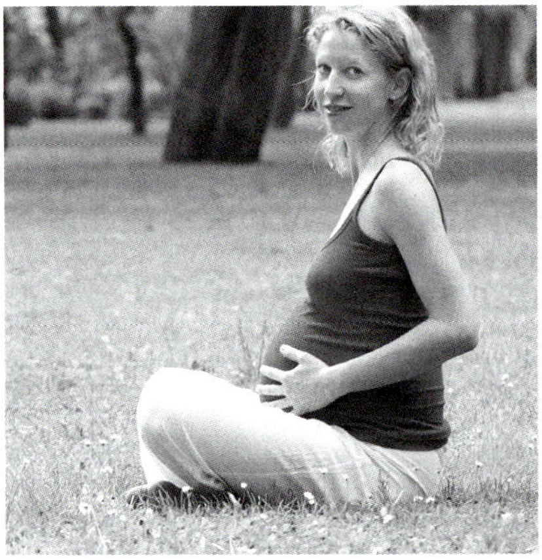

Abb. 13.1 Trotz Diabetes eine gute Schwangerschaft [J787–008]

Übrigens: Bei regelmäßigem Zyklus kann man mit Hilfe der Basaltemperaturmessung die Befruchtung feststellen. Fragen Sie Ihren Gynäkologen danach.

Ebenso empfiehlt es sich, vor der Schwangerschaft die Nierenwerte, die Schilddrüsenwerte, den Blutdruck und den Augenhintergrund kontrollieren zu lassen. Liegen Netzhautveränderungen mit Gefäßneubildungen (proliferative Retinopathie) vor, sollte eine Laserbehandlung bereits vor der Schwangerschaft erfolgen und abgeschlossen sein. Erhöhte Blutdruckwerte sollten ebenfalls vorher mit in der Schwangerschaft geeigneten Medikamenten gesenkt werden.

Bei Diabetikerinnen mit bereits vorhandenen diabetischen Folgeerkrankungen ist das Risiko für Mutter und Kind wesentlich größer. Wenn Sie betroffen sind und trotzdem ein Kind möchten, besprechen Sie sich mit Ihrem Arzt und wägen Sie das Für und Wider ab.

Sie sind unerwartet schwanger geworden? Dann sorgen Sie umgehend für eine gute Blutzuckereinstellung und lassen Sie alle notwendigen Kontrollen durchführen. Dadurch vermindern Sie mögliche Risiken wie Fehlbildungen, Fehl- und Frühgeburt, Nierenbeckenentzündungen, Schwangerschaftshochdruck, Übergröße des Kindes (Makrosomie), vermehrte Fruchtwasserbildung und verzögerte Organreifung (Lunge, Leber).

Während der Schwangerschaft werden 6 Blutzuckermessungen täglich empfohlen (jeweils vor und 1 Stunde nach den Hauptmahlzeiten).

Anforderungen an die Blutzuckereinstellung während der Schwangerschaft:

- BZ vor dem Essen: 65–95 mg/dl
- BZ 1 Std. nach dem Essen: unter 140 mg/dl
- BZ 2 Std. nach dem Essen: unter 120 mg/dl
- BZ vor dem Schlafengehen, ca. 22–23 Uhr 90–120 mg/dl
- BZ nachts in der Zeit von 2–4 Uhr über 65 mg/dl

Der HbA1c soll im Normbereich für Nichtdiabetiker liegen.

Zusätzlich können Sie in Abständen Ihre täglich gemessenen BZ-Werte (mindestens 6) zusammenzählen und durch die Anzahl der Messungen teilen. So erhalten Sie einen Mittelwert. Liegt dieser unter 90 mg/dl, sind Sie zu streng eingestellt. Ist er größer als 110 mg/dl, sollte die Einstellung verbessert werden (siehe auch Praxisempfehlungen „Diabetes und Schwangerschaft" der Deutschen Diabetes-Gesellschaft, aktualisierte Version 2012).

13.1.2 Ärztliche Betreuung während der Schwangerschaft

Zusätzlich zur gynäkologischen Betreuung lassen Sie sich möglichst in einem Diabeteszentrum von einem erfahrenen Diabetologen betreuen (➤ Tab. 13.1). Rechnen Sie mit 2-wöchentlichen Kontrollterminen.

Bei der Geburt sollte ein Kinderarzt dabei sein. Überlegen Sie mit Ihren Betreuern, welche Klinik für die Entbindung geeignet ist (empfohlen wird ein Perinatalzentrum).

Tab. 13.1 Untersuchungen während der Schwangerschaft

Diabetologe	Frauenarzt	Augenarzt
HbA1c	Ultraschall	Augenhintergrund
Blutdruck	Blut- und Urinuntersuchungen	
Urin auf Mikroalbumine	Gewicht	
Untersuchung auf Wassereinlagerung im Gewebe	Aufzeichnung der kindlichen Herztöne (CTG)	
Schilddrüsenfunktionsprüfung	Funktionsuntersuchung der Mutterkuchengefäße	

13.1.3 Unterzuckerungen – keine Gefahr für das Kind

Mütterliche Unterzuckerungen schaden dem Kind nach heutigem Kenntnisstand nicht, da es über eigene Zuckerreserven verfügt. Natürlich sollten Sie bei Ihren Bemühungen um eine sehr gute Blutzuckereinstellung schwere Unterzuckerungen vermeiden. Dafür ist eine engmaschige Blutzuckerkontrolle hilfreich. Zusätzliche schnellwirkende Kohlenhydrate benötigen Sie bei Blutzuckerwerten unter 70 mg/dl.

Durch die straffe Blutzuckereinstellung kann es zu einer verminderten Wahrnehmung von Unterzuckerungen kommen. Beugen Sie deshalb durch häufige Blutzuckerkontrollen vor und verzichten Sie möglichst aufs Autofahren.

Wenn es bei Ihnen zu einer schweren Hypoglykämie im Jahr vor der Schwangerschaft gekommen ist oder eine Hypoglykämiewahrnehmungsstörung vorliegt, kann der Einsatz eines CGM-Geräts mit Hypoglykämie-Alarmfunktion hilfreich sein (➤ 4.2).

13.1.4 Der Insulinbedarf ändert sich

Während im ersten Drittel der Schwangerschaft meist etwas weniger Insulin benötigt wird, steigt der Bedarf ab dem zweiten Drittel an. Ursache ist die Bildung von Schwangerschaftshormonen, die die Wirkung des Insulins herabsetzen. Oft wird bis kurz vor der Entbindung die doppelte Menge an Insulin benötigt. Unter der Geburt vermindert sich der Bedarf drastisch. Direkt nach der Entbindung sind oft nur wenige Einheiten Insulin notwendig. Nach 1–2 Wochen pendelt sich der Bedarf auf die Dosis vor der Schwangerschaft ein. Stillende Diabetikerinnen müssen die Dosis meist etwas reduzieren.

Durch sorgfältige Anpassung der Insulindosis (➤ 8) wird es Ihnen gelingen, die Blutzuckerwerte niedrig zu halten. Gelegentliche „Ausrutscher" werden Sie trotz aller Bemühungen in Kauf nehmen müssen.

Durch die niedrigen Blutzuckerspiegel vermeiden Sie, dass das Kind überflüssigen Blutzucker zu Fett umbildet und so zu groß und zu dick wird (Makrosomie). Solche Kinder können oft nur mit Kaiserschnitt entbunden werden. Außerdem besteht bei schlechter Blutzuckereinstellung das Risiko für eine Frühgeburt und Organunreife. Hat die Mutter kurz vor der Geburt erhöhte Blutzuckerwerte, kann es nach Durchtrennung der Nabelschnur zur vorübergehenden Unterzuckerung des Kindes kommen, verursacht durch den zu hohen Insulinspiegel des Kindes. In diesem Fall erhält das Kind eine Zuckerlösung.

Glücklicherweise wird die moderne Medizin mit den meisten Komplikationen fertig. Sie sind aber auf der sicheren Seite, wenn Sie alles tun, um Risiken zu vermeiden.

13.1.5 Ernährung

Empfohlen wird eine ballaststoff- und kohlenhydratreiche Ernährung. Vermeiden Sie unnötig hohe Blutzuckeranstiege nach dem Essen, indem Sie die Kohlenhydratmenge auf 4–6 Mahlzeiten verteilen.

Bitte beachten Sie den erhöhten Eiweißbedarf (täglich 20 g Eiweiß zusätzlich). Eiweißhaltige Nahrungsmittel sind Milch- und Milchprodukte, Fisch und Fleisch. Bevorzugen Sie fettarme Nahrungsmittel. Denken Sie auch an den Mehrbedarf an Eisen und Kalzium (in Käse, Milch, Milchprodukten und Fleisch) und Vitaminen (in Gemüse und Obst). Vorsicht: Eine zusätzliche Einnahme von Vitamintabletten (A, C, D, E) kann schädlich sein. Besprechen Sie mit Ihrem Gynäkologen, ob eine zusätzliche Gabe von Vitaminen und/oder Eisentabletten erforderlich ist.

Ganz verzichten sollten Sie auf Rauchen und Alkohol. Essen Sie nicht „für zwei", aber auch nicht zu wenig. Normalerweise beträgt die Gewichtszunahme bis zum Ende der Schwangerschaft 10–13 kg.

13.1.6 Entbindung

Bei komplikationsloser Schwangerschaft wird eine normale Entbindung in einem sog. Perinatalzentrum zum errechneten Zeitpunkt angestrebt. Diese Zentren verfügen über eine Neugeborenen-Station mit kinderärztlicher Betreuung. Eine rechtzeitige Vorstellung im Entbindungszentrum spätestens in der 36. Schwangerschaftswoche ist wichtig. Selten ist eine vorherige stationäre Aufnahme erforderlich. Bei Gefährdung des Kindes oder der Mutter wird ein Kaiserschnitt durchgeführt.

13.1.7 Stillen

Alle Mütter werden heute zum Stillen ermutigt, weil es die körperlich-seelische Entwicklung des Kindes unterstützt und für die Abwehr vieler Erkrankungen eine lange Stillzeit (bis auf ganz seltene Ausnahmen) grundsätzlich günstig ist. Auch Sie können Ihr Kind stillen, es sei denn, dass gesundheitliche Gründe dagegen sprechen. Viele von uns betreute Mütter berichten, dass der Insulinbedarf in der Stillzeit niedriger ist als vor der Schwangerschaft. Bedenken Sie, dass Ihr Energieverbrauch in der Stillzeit erheblich höher ist (etwa 500–1.000 Kalorien mehr) und insbesondere zur Vorbeugung von Unterzuckerungen zusätzliche Kohlenhydrate benötigt werden. Stillen ist körperliche Anstrengung! Durch die straffe Einstellung während der Schwangerschaft hat sich häufig die Wahrnehmung von Unterzuckerungen verändert. Zusätzliche Blutzuckermessungen vor und nach dem Stillen helfen, zu niedrige Blutzuckerwerte rechtzeitig zu erkennen und behandeln zu können. Überlegen Sie auch, ob Sie in der Stillzeit den Blutzuckerzielbereich auf 120–140 mg/dl erhöhen. Die leicht höheren Blutzuckerwerte schaden weder Ihrem Kind noch Ihnen.

13.1.8 Was tun, wenn …

… die Blutzuckerwerte morgens immer zu hoch sind?

Besprechen Sie mit Ihrem Diabetologen, ob Sie das Problem durch eine zusätzliche nächtliche Insulininjektion oder durch die Insulinpumpe in den Griff bekommen können.

… die Blutzuckerwerte vor dem Essen gut sind, aber nach dem Essen zu hoch ansteigen (besonders nach dem Frühstück)?

Verlängern Sie den Spritz-Ess-Abstand, wählen Sie ballaststoffreiche Nahrungsmittel und/oder ändern Sie die KE-Verteilung, z. B. anstatt 4 + 1 KE zum ersten und zweiten Frühstück auf 3 + 2 KE.

… der Blutdruck während der Schwangerschaft steigt?

Ihr Diabetologe wird mit Ihnen die Behandlung besprechen, z. B. Ruhe, eventuell Einnahme von Medikamenten, die dem Kind nicht schaden.

… Sie Wassereinlagerungen (Ödeme) z. B. in Füßen, Beinen, Händen oder Gesicht feststellen?

Ohne gleichzeitige Eiweißausscheidung im Urin und erhöhten Blutdruck sind Ödeme harmlos. Informieren Sie sicherheitshalber Ihren Diabetologen. Hilfreich kann es sein, die Flüssigkeitszufuhr auf 1 l am Tag sowie die Kochsalzaufnahme auf 4–5 g täglich einzuschränken.

… Schwangerschaftsübelkeit Ihre Insulinanpassung behindert?

Besprechen Sie mit Ihrem Diabetologen, wie Sie mit dem Essensinsulin verfahren, z. B. erst nach dem Essen spritzen oder die Dosis halbieren und die 2. Hälfte nach Verschwinden der Übelkeit nachspritzen. Bei anhaltendem Erbrechen ist eine Klinikeinweisung notwendig.

… ein Harnwegsinfekt auftritt?

Zur Vermeidung einer Nierenbeckenentzündung wird der Arzt ein in der Schwangerschaft unschädliches Antibiotikum verordnen.

Wenn Sie sich noch mehr über das Thema Diabetes und Schwangerschaft informieren möchten, lesen Sie die seit 2008 verfügbare Patientenleitlinie der Deutschen Diabetes-Gesellschaft (www.deutsche-diabetes-gesellschaft.de).

13.2 Empfängnisverhütung

Alle empfängnisverhütenden Methoden haben bekanntlich ihre Vor- und Nachteile. Bevor Sie sich zu einer bestimmten Methode entschließen, sollten Sie als Diabetikerin in Ihre Entscheidung folgende Gesichtspunkte einbeziehen:

- Bietet die Methode ausreichend Sicherheit?
- Ist die Methode für mich als Diabetikerin geeignet?
- Welche Nebenwirkungen hat die Methode?
- Wird die Methode von beiden Partnern akzeptiert?

Im Folgenden haben wir die wichtigsten Methoden beschrieben. Bitte lassen Sie sich von Ihrem Diabetologen und Ihrem Gynäkologen beraten und wägen Sie das Für und Wider sorgfältig ab.

13.2.1 Zur Sicherheit der Methoden

Der ➤ Tab. 13.2 können Sie die Sicherheit der von Ihnen bevorzugten Methode entnehmen. Die Angaben darüber sind in der Literatur unterschiedlich. Dies liegt daran, dass manche Quellen Versagerquoten ohne Anwendungsfehler angeben, andere beziehen Fehler bei der Anwendung teilweise mit ein. Deshalb können die Angaben in der Tabelle nur einen Anhaltspunkt ohne Anspruch auf allgemeine Gültigkeit geben.

Tab. 13.2 Sicherheit einiger Verhütungsmethoden
Quellen und Referenzen: Pro Familia (2006), nach „Leitlinien der Deutschen Gesellschaft für Gynäkologie und Geburtshilfe" (2004), Malteser Arbeitsgruppe für natürliche Familienplanung (NFP) (2006), „Onmeda": Medizin und Gesundheit (2006)

Zuverlässigkeit	Methode	Versagerquote (Pearl-Index)*
sehr hoch	Hormonimplantat (Implanon)	< 0,1
	Hormonspirale	0,16
	Sterilisation der Frau	0,2–0,3
	Sterilisation des Mannes	0,1
	Pille	0,1–0,9
	Vaginalring	0,4–0,65
	Verhütungspflaster	0,72–0,9
hoch	symptothermale Methode (Kombinationsmethode)	0,3–2,6
	Minipille	0,5–3
	Basaltemperaturmethode (nach Döring)	0,8–3
	Kupferspirale	0,9–3 (abhängig von Kupfergehalt und richtiger Größe)
mittelmäßig	Lea contraceptivum (in Kombination mit Verhütungsgel)	2–3 (lt. Hersteller)
	Diaphragma in Kombination mit Verhütungsgel	ca. 4
	Diaphragma ohne Verhütungsgel	1–20
	Kondom	2–3 (nur bei richtiger Anwendung, sonst erheblich höher: 2–12)
unzuverlässig	Zykluscomputer: Hormonmessung	5–6
	Zervixschleim-Beobachtung nach Billings	5–15
	chemische Verhütungsmittel (Scheidenzäpfchen, Gels, Cremes)	3–21
	Kalendermethode nach Knaus-Ogino	15–38
zum Vergleich	keine Verhütung	ca. 85

* Anzahl ungewollter Schwangerschaften pro 100 Frauen/Jahr. Das bedeutet: Wenn 100 Frauen diese Methode ein Jahr lang anwenden, entspricht die Zahl der ungewollten Schwangerschaften der „Versagerquote", dem sogenannten Pearl-Index.

13.2.2 Hormonelle Verhütung

Die Pille (Kombinationspräparate)

Die Pille enthält die Hormone Östrogen und Gestagen, je nach Präparat in unterschiedlichen Zusammensetzungen. Diese Hormone wirken auf dreifache Weise: Sie unterdrücken den Eisprung, bilden einen Schleimpfropf vor dem Muttermund (Spermien können nicht in die Gebärmutter gelangen) und sie verändern die Gebärmutterschleimhaut, sodass sich das Ei nicht einnisten kann. Durch längerfristige Einnahme können auch bei Nichtdiabetikerinnen Nebenwirkungen auftreten wie:

- Gerinnselbildung z. B. in einem Gefäß des Herzens (Gefahr von Herzinfarkt) oder in den Venen (Gefahr von Beinvenenthrombose)
- Bluthochdruck
- Stimmungsveränderungen (z. B. depressive Verstimmungen)
- Stoffwechselbeeinflussung (Gewichtszunahme, Erhöhung von Blutzucker und Blutfetten)
- Entwicklung oder Zunahme von Migräneanfällen.

Deshalb ist die Pille nicht empfehlenswert für

- Frauen über 35 Jahre
- Raucherinnen
- Frauen mit Bluthochdruck
- Frauen mit erhöhten Blutfettwerten
- Frauen mit Thrombose oder Embolie in der Vorgeschichte.

Wenn bei Ihnen die oben genannten Risiken nicht zutreffen und Sie auch keine diabetischen Folgeerkrankungen an Augen oder Nieren haben, ist die Einnahme geeigneter Präparate über einen nicht zu langen Zeitraum möglich. Ihr Arzt wird Sie beraten, welches von den zahlreichen Pillenpräparaten für Sie das am besten geeignete ist.

Die Minipille zählt nicht zu den Kombinationspräparaten, sie enthält nur das Hormon Gestagen. Da die Tabletten durchgehend täglich exakt zur selben Zeit eingenommen werden müssen, ist die Möglichkeit und Rate der Anwenderfehler hoch. Sie ist deshalb zur sicheren Verhütung nicht empfehlenswert.

Hormonimplantat

Das Hormonstäbchen (Handelsname Implanon) enthält wie die Minipille nur das Hormon Gestagen. Es kann deshalb auch von Frauen angewendet werden, die aufgrund gesundheitlicher Risiken keine östrogenhaltigen Präparate nehmen können oder diese nicht vertragen. Einnahmefehler wie bei der Pille entfallen. Das kleine Stäbchen wird vom Frauenarzt unter örtlicher Betäubung an der Innenseite des Oberarms unter die Haut eingesetzt. Die kleinen Mengen des in den Körper abgegebenen Hormons schützen über einen Zeitraum von 3 Jahren vor einer ungewollten Schwangerschaft. Das Verhütungsstäbchen gehört zu den sichersten Verhütungsmethoden, unter der Voraussetzung, dass es korrekt platziert wird. Zu den möglichen Nebenwirkungen und zur Abwägung persönlicher Risiken ist, wie bei jedem Medikament, fachliche Beratung erforderlich.

Verhütungspflaster (Evra) und Vaginalring (Nuva-Ring)

Die hormonelle Verhütung dieser beiden Methoden mit Östrogen und Gestagen sind in ihrer Wirkung mit der Pille vergleichbar. Auch ihre Sicherheit, die Nebenwirkungen und Risiken entsprechen denen der Pille. Vorteil bei beiden Methoden ist, dass nicht an eine tägliche Tabletteneinnahme gedacht werden muss. Das Pflaster muss alle 7 Tage ausgewechselt werden, die Hormone werden über die Haut vom Körper aufgenommen. Der Vaginalring setzt in der Scheide kontinuierlich Hormone frei. Nach 21 Tagen wird der Ring entfernt, nach weiteren 7 Tagen ein neuer eingesetzt.

13.2.3 Die Spirale

Die Spirale besteht aus Kunststoff. Grundsätzlich werden die Kupferspirale und die Hormonspirale unterschieden. Der Schaft der Kupferspirale ist mit Kupferdraht umwickelt, die Hormonspirale enthält das Hormon Gestagen. Bei beiden sind die Wirkmechanismen zur Empfängnisverhütung ähnlich: Die Beweglichkeit der Samenzellen wird gehemmt und Veränderungen der Gebärmutterschleimhaut verhindern das Einnisten der Eizelle in die Gebärmutter.

Die Spirale muss vom Frauenarzt korrekt angepasst und in die Gebärmutter eingesetzt werden. Je nach Modell und Art kann eine Spirale 3–5 Jahre liegen bleiben. Entzündungen kann man durch korrektes Anpassen und Abschneiden des Fädchens vorbeugen. Bei Auswahl der richtigen Größe und sachgemäßer Anpassung ist die Spirale eine sehr zuverlässige Verhütungsmethode.

Kupferspirale (Intra-Uterin-Pessar)

Die modernsten kupferhaltigen Spiralenmodelle sind inzwischen so gut verträglich, dass die für die Spirale (➤ Abb. 13.2) früher so typischen Nebenwirkungen wie Entzündungen und längere, schmerzhafte Regelblutungen selten geworden sind. Der Vorteil der Kupferspirale liegt darin, dass der Körper der Frau nicht mit der Wirkung von Hormonen belastet wird. Diabetikerinnen wird deshalb heute eher die Spirale als die Pille empfohlen.

Kupferkette (Gynefix)

Die Kupferkette ist eine relativ neue Form der Kupferspirale. Die Kette besteht aus 4 oder 6 auf einen Nylonfaden aufgezogenen Kupferzylindern. Die Methode des Einlegens in die Gebärmutter weicht etwas von der Einlage einer klassischen Spirale ab. Sie kann bis zu 5 Jahre liegen bleiben. Da sie eine kleinere Fläche als die herkömmlichen Kupferspiralen hat, wird sie (laut Hersteller) besonders gut von Frauen vertragen, die noch nicht geboren haben.

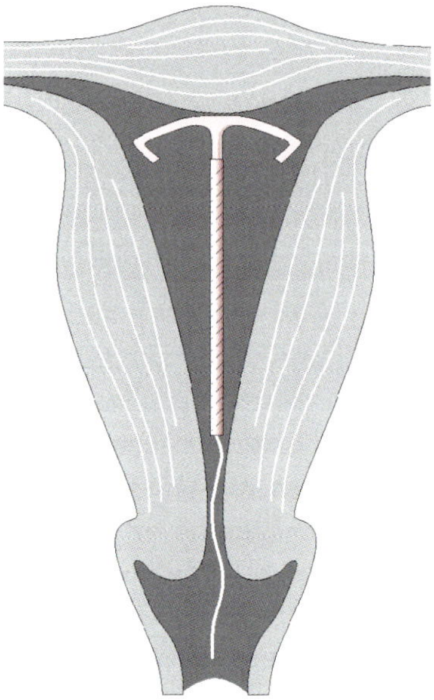

Abb. 13.2 Das Intra-Uterin-Pessar (Spirale) [L157]

Hormonspirale (Intra-Uterin-System)

Seit 1997 gibt es neben der herkömmlichen Kupferspirale die Hormonspirale. Sie gilt als eine der sichersten Verhütungsmethoden, die Sicherheitsrate ist höher als bei der Kupferspirale. Allerdings müssen aufgrund der hormonellen Wirkung auch hier, wie bei den anderen genannten hormonellen Verhütungsmethoden, mögliche Risiken und Nebenwirkungen individuell abgewogen werden.

Besprechen Sie mit Ihrem Arzt, welche der Spiralen für Sie besser geeignet ist.

13.2.4 Diaphragma und Verhütungskappen

Das Diaphragma (➤ Abb. 13.3) ist eine elastische Gummikappe, die, mit einem samenabtötenden Gel bestrichen, von der Benutzerin in die Scheide eingeführt wird. Dort wirkt es wie eine Scheidewand (sinngemäße Übersetzung des griechischen Wortes Diaphragma) zwischen Scheide und Muttermund und verhindert so das Eindringen der Spermien in die Gebärmutter. Das Diaphragma wird vom Frauenarzt individuell angepasst. Die korrekte Handhabung muss von der Frau geübt werden. Auch in Beratungsstellen wie z. B. Pro Familia können Sie sich über das Diaphragma informieren, es anpassen lassen und das Einlegen unter Anleitung üben.

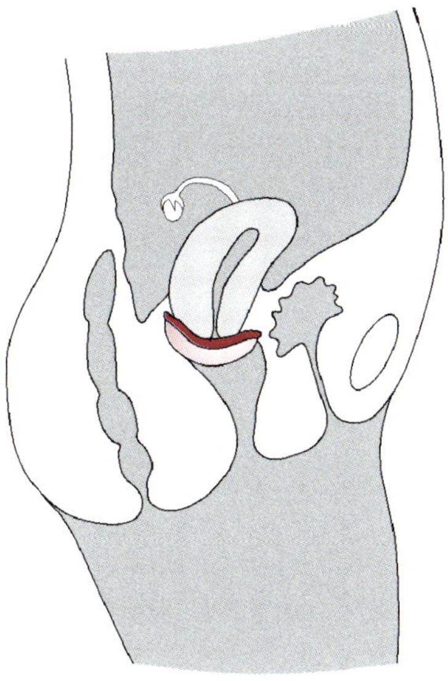

Abb. 13.3 Korrekter Sitz eines Diaphragmas vor dem Muttermund [L157]

Das Diaphragma wird kurz vor dem Geschlechtsverkehr eingelegt und darf erst nach 8 Stunden entfernt werden; länger als 24 Stunden sollte es jedoch nicht belassen werden. Vor wiederholtem Verkehr muss noch einmal zusätzlich Verhütungsgel in die Scheide eingeführt werden.

Verhütungskappen, auch bekannt unter dem Begriff Portiokappen, bedecken den Teil des Gebärmutterhalses, der in die Scheide hineinreicht. Sie verhindern so, dass Spermien in die Gebärmutter gelangen können. Sie sind in Deutschland unter verschiedenen Handelsnamen erhältlich (z. B. Lea contraceptivum, FemCap). Die etwa handtellergroße Verhütungskappe aus Silikon muss nicht individuell angepasst werden, da es nur eine Universalgröße gibt. Sie passt sich nach dem Einführen dem Muttermund automatisch an. Auch die Verhütungskappen müssen mit einem Verhütungsgel oder Creme benutzt werden. Sie können längere Zeit vor dem Verkehr eingeführt und bis zu 48 Stunden in der Scheide belassen werden. Vorteil gegenüber dem Diaphragma ist, bei richtiger Platzierung, das fehlende Risiko des nachträglichen Verrutschens.

Die Sicherheit ist mit dem Diaphragma vergleichbar. Für beide Methoden gilt die recht hohe Zuverlässigkeit jedoch ausdrücklich nur in Verbindung mit einem Verhütungsgel.

13.2.5 Natürliche Methoden der Familienplanung

Bei der natürlichen Familienplanung wird durch die Beobachtung von natürlicherweise während des Zyklus der Frau auftretenden Zeichen versucht, die fruchtbaren und unfruchtbaren Phasen zu erkennen. Nach dieser Begriffsdefinition der WHO werden 3 Methoden als „Methoden der natürlichen Familienplanung" bezeichnet:

- die Zervikalschleim-Methode nach Billings (Beobachtung des Gebärmutterschleims)
- die Temperaturmethode nach Döring
- die Kombinationsmethode (symptothermale Methode).

Die alleinige Beobachtung des Gebärmutterschleims (Zervikalschleim-Methode) nach Billings ist zur sicheren Verhütung nicht empfehlenswert.

Die Temperaturmethode in ihrer strengen Form nach Döring und insbesondere die symptothermale Methode hingegen haben sich laut neuester Literatur als zuverlässige Verhütungsmethoden erwiesen. Die symptothermale Methode berücksichtigt mehrere Anzeichen, in erster Linie die Messung der Basaltemperatur und Beobachtung des

Gebärmutterschleims. Beide Methoden erfordern, neben einer positiven Einstellung zur Fruchtbarkeitswahrnehmung, die regelmäßige, genaue Beobachtungen des Körpers sowie die Aufzeichnung und Auswertung der Zeichen. Dies muss unter kompetenter Anleitung und Beratung erlernt werden. Das mit der Wahrnehmung des eigenen Körpers gewonnene Wissen und dessen genaue Anwendung entscheiden über die Sicherheit der Empfängnisverhütung.

Da Diabetikerinnen ihre Schwangerschaft planen sollten, sind diese Methoden nur bei entsprechender Erfahrung und Bereitschaft für eine natürliche Form der Familienplanung geeignet. Auch Frauen mit Zyklusschwankungen oder unregelmäßigem Tagesrhythmus, z. B. Schichtarbeit, empfehlen wir andere Verhütungsmethoden.

13.2.6 Für wen ist die Sterilisation zu empfehlen?

Die Sterilisation ist nur zu empfehlen, wenn ganz sicher kein Kinderwunsch mehr besteht. Der Eingriff ist beim Mann einfacher als bei der Frau.

KAPITEL

14 Folgeerkrankungen des Diabetes

Nach längerer Diabetesdauer kann es zu diabetesbedingten Folgeerkrankungen kommen. Manche dieser Erkrankungen entstehen häufiger, wenn die Blutzuckerwerte über längere Zeiträume zu hoch liegen. Diese Erkrankungen betreffen die kleinen Blutgefäße (Mikroangiopathie, vor allem Nieren und Augenhintergrund) und die Nerven. Aber auch Erkrankungen der großen Gefäße (Arteriosklerose) kommen bei Diabetikern häufiger vor. Sie erhöhen das Risiko für Herzinfarkt und Schlaganfall. Diabetesbedingte Folgeerkrankungen können sich zurückbilden, wenn man sie im Anfangsstadium erkennt und dann den Blutzucker normalisiert. Wenn die Schädigung fortschreitet, kann sie sich nicht mehr zurückbilden, sondern nur noch durch eine geeignete Therapie zum Stillstand kommen. Die beste Vorbeugung gegen Folgeerkrankungen besteht darin, den Blutzucker jeden Tag immer wieder möglichst nahe an den normalen Bereich zu führen. Ebenso wichtig ist es, einen erhöhten Blutdruck zu behandeln und nicht zu rauchen. Durch eine angepasste Insulintherapie lässt sich der HbA1c-Wert nahe am Normbereich halten (➤ 3), was das Risiko für

Folgeerkrankungen erheblich verringert. In den ersten fünf Diabetesjahren treten bei Typ-1-Diabetikern fast nie Folgeerkrankungen auf. Ein Typ-2-Diabetes wird oft verzögert erkannt. Hier sollte von Anfang an auf das Vorliegen von Folgeerkrankungen geachtet werden. Weitere Krankheiten wie Schilddrüsenunterfunktion und seltene Hauterkrankungen (z. B. Necrobiosis lipoidica) haben mit Typ-1-Diabetes gemeinsam, dass es sich um Autoimmunerkrankungen handelt. Sie treten daher häufiger zusammen mit dem Diabetes auf. Hierbei spielt also vor allem eine Veranlagung eine Rolle.

14.1 Erkrankung des Augenhintergrunds (Retinopathie)

Eine diabetesbedingte Retinopathie schreitet im Laufe von Jahren fort. Sie kann in verschiedene Schweregrade unterteilt werden. Durch eine gute Stoffwechseleinstellung und eventuell notwendige augenärztliche Eingriffe kann die Erkrankung in jedem Stadium zum Stillstand kommen.

Es kommt zunächst unbemerkt zu Veränderungen (Aussackungen, Blutungen) an den kleinen Gefäßen (➤ Abb. 14.1, 1 und 2). Bei Fortschreiten der Erkrankung kommt es zu größeren Blutungen (5) und Ablagerungen von Fett oder Eiweiß (3). Die Erkrankung kann in ein Stadium übergehen, in dem neue Gefäße entstehen (proliferative Retinopathie), die schließlich in den Glaskörper des Auges hineinwachsen und einbluten. Bei proliferativer Retinopathie oder bei Veränderungen im Zentrum der Netzhaut (8, Makulaödem) sollte eine Laserbehandlung des Augenhintergrunds (4) erfolgen. Damit verhindert man Komplikationen wie Einblutungen und Netzhautablösungen, die zur Erblindung führen können. Mit dieser Lasertherapie kann eine bereits eingeschränkte Sehfähigkeit jedoch nicht gebessert werden.

Die normnahe Blutzuckereinstellung ist in jedem Stadium die wichtigste Behandlung der Retinopathie. Allerdings stellt sich der positive Effekt (Stillstand der Netzhautveränderungen) verzögert ein. In einigen Studien wurde eine frühe Verschlechterung der Augenhintergrundveränderungen in den ersten 3 Monaten nach Normalisierung der Blutzuckerwerte festgestellt, wenn zuvor ein hoher HbA1c-Wert (über 8,5 %) vorgelegen hatte. Langfristig überwog aber auch in diesen Studien der Nutzen der Stoffwechselverbesserung. Trotzdem kann es sinnvoll sein, die Bemühungen um eine verbesserte Stoffwechsellage in mehreren Schritten vorzunehmen. Dies kann man durch eine langsame Absenkung des Zielwerts erreichen, z. B. 160 mg/dl während einer laufenden Lasertherapie, nach 3 Monaten 140 mg/dl usw.

Im fortgeschrittenen Stadium der Retinopathie kann eine Augenoperation (Vitrektomie) helfen, die Erblindung zu verhindern. Zur frühzeitigen Erkennung erster Veränderungen ist es daher wichtig, einmal pro Jahr den Augenarzt aufzusuchen. Wenn Veränderungen am Augenhintergrund vorliegen, wird der Augenarzt zu häufigeren Kontrolluntersuchungen raten, um den richtigen Zeitpunkt für eine eventuelle Laserbehandlung nicht zu verpassen.

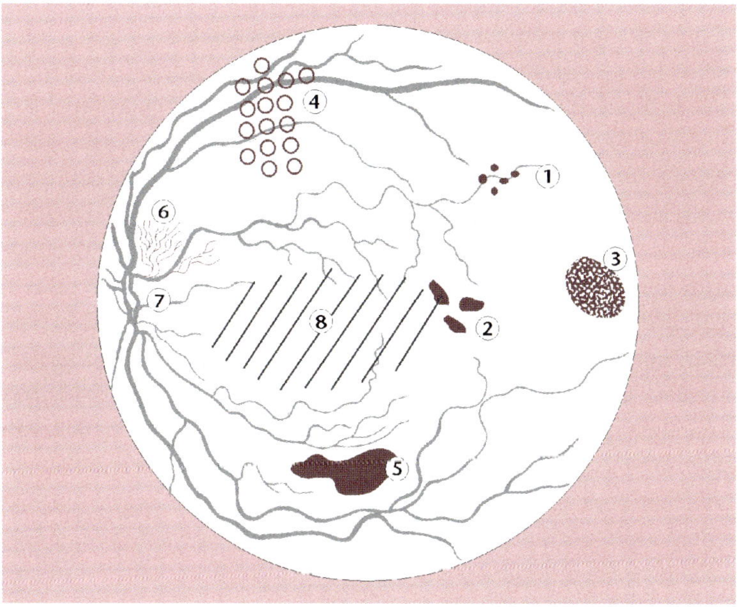

Abb. 14.1 Der Augenhintergrund und Formen der diabetischen Netzhauterkrankung [L157]
1 einzelne Gefäßaussackungen (Mikroaneurysmen), Punktblutungen
2 kleine Blutungen
3 weiches Exsudat (Ablagerung von Eiweiß)
4 Narben einer Laserbehandlung
5 große, flächige Blutung
6 Gefäßsprossung
7 „blinder Fleck"
8 Zone des Scharfsehens (Macula)

14.2 Nierenerkrankung (Nephropathie)

Die diabetische Nierenerkrankung ist eine Folgeerkrankung, die über Jahre bis zu einem Endstadium fortschreiten kann, in dem nur die regelmäßige Blutwäsche (Dialyse) lebenserhaltend wirkt.

Eine normnahe Stoffwechseleinstellung kann die diabetische Nierenerkrankung (Nephropathie) wahrscheinlich komplett verhindern. Auch von den Typ-1-Diabetikern, die über einen längeren Zeitraum erhöhte HbA1c-Werte hatten, bekommen nur ca. 30 % eine Nephropathie. Bei diesen Menschen besteht also eine zusätzliche, noch nicht näher bekannte erbliche Veranlagung. Eine diabetische Nephropathie steigert das Risiko für Folgeerkrankungen des Kreislaufsystems (Herzinfarkt und Schlaganfall). Liegt nach ca. 20 Jahren Diabetesdauer keine Schädigung der Nieren vor, ist das Risiko für eine noch später auftretende diabetische Nierenerkrankung bei guter Stoffwechselführung minimal.

Eine häufige Begleiterscheinung der Nierenerkrankung ist ein Bluthochdruck (arterielle Hypertonie), der seinerseits die Nierenfunktion weiter schädigt. Ohne Nierenschädigung ist die Rate der Typ-1-Diabetiker, die an Bluthochdruck erkranken, genauso hoch wie in der gesunden Bevölkerung (ca. 30 %). Hingegen haben zwei Drittel aller Typ-2-Diabetiker auch einen erhöhten Blutdruck. Bei bestehender Nephropathie ist ein Bluthochdruck sehr häufig.

Frühestes Zeichen einer diabetischen Nierenerkrankung ist die Ausscheidung des Eiweißes Albumin über den Urin. Schon bei einer sehr geringen Menge Albumin im Urin kann man es im Labor oder mit speziellen Teststreifen nachweisen. Nicht jeder Nachweis von Albumin beweist eine bereits eingetretene Schädigung der Nieren. So erhöht sich die Menge an Albumin im Urin auch durch Sport, eine Infektion der Harnwege oder bei einer erhöhten Urinproduktion bedingt durch hohe Blutzuckerwerte. Liegen diese Störeinflüsse vor, sollte die Albuminbestimmung im Urin zu einem späteren Zeitpunkt wiederholt werden. Bei wiederholt zwischen 20–200 mg/l oder 30–300 mg/Tag gemessenen Albuminwerten spricht man von einer Mikroalbuminurie (übersetzt: kleine Menge Albumin im Urin) oder von einer beginnenden Nephropathie. Die Mikroalbuminurie kann sich bei guter Therapie wieder zurückbilden.

Bei einer Albuminausscheidung über 200 mg/l oder 300 mg pro Tag liegt eine Proteinurie (übersetzt: Eiweiß im Urin) vor. Eine komplette Normalisierung der Albuminausscheidung ist dann sehr unwahrscheinlich.

Im Verlauf der Erkrankung macht sich eine Einschränkung der Nierenfunktion (Niereninsuffizienz) durch einen Anstieg der Stoffe Kreatinin (aus der Muskulatur) und Harnstoff (aus dem Eiweißstoffwechsel des Körpers) im Blut bemerkbar. Bei einem Anstieg des Kreatinins über den oberen Normalwert des jeweiligen Labors (meist 1,1 mg/dl bei Frauen und 1,2 mg/dl bei Männern) liegt häufig bereits eine mittelgradige Nierenfunktionsstörung vor (weniger als 60 % der normalen Nierenfunktion). Spätestens bei Kreatininwerten über 1,5 mg/dl ist die Behandlung durch einen Nierenspezialisten (Nephrologen) empfehlenswert.

Die Behandlung der diabetischen Nephropathie besteht aus einer Kombination von Maßnahmen: Ein guter HbA1c-Wert hilft besonders in den Anfangsstadien (Mikroalbuminurie). Niedrige Blutdruckwerte (unter 120/80 mmHg) senken die Eiweißausscheidung und sind langfristig nierenschützend. Einige Blutdruckmedikamente haben darüber hinaus einen schützenden Effekt (sog. ACE-Hemmer oder Angiotensin-Rezeptor-Blocker). Ein reduzierter Eiweißanteil in der Kost kann die Eiweißausscheidung senken und die Nierenfunktion länger stabil halten. Rauchen schädigt die Nieren und die Gefäße des Körpers. Daher ist es bei Diabetes so wichtig, das Rauchen aufzugeben. Auch wer schon Jahrzehnte raucht, kann dadurch noch einen wichtigen Beitrag zum Schutz seiner Nieren leisten.

!

Weisen Sie Ihre behandelnden Ärzte auf das Vorliegen einer Nephropathie hin, wenn bei Ihnen eine Röntgenuntersuchung mit Kontrastmittel geplant ist. Eventuell müssen einige Medikamente für kurze Zeit abgesetzt werden oder es kann eine andere Untersuchungsmethode gewählt werden.

Eine Niereninsuffizienz kann auch bei ganz normaler Albuminausscheidung auftreten. Der Diabetes ist dann nicht die Hauptursache. Blut im Urin (Hämaturie) gehört nicht zu den typischen Zeichen einer diabetischen Nierenschädigung. Es ist wichtig, die Ursache für eine Hämaturie festzustellen.

14.3 Nervenerkrankung (Neuropathie)

Typisch für die Neuropathie ist, dass der Betroffene meist selbst nichts davon wahrnimmt: Sie tritt am häufigsten als strumpfförmige Empfindungsstörung an beiden Füßen auf (vermindertes Temperatur- und Schmerzempfinden). Es kann aber auch zu Missempfindungen kommen, zum Gefühl von Pelzigkeit, Taubheit oder Spannung. Auch Nervenschmerzen sind möglich. Anhand eines Stimmgabeltests kann man das Vibrationsempfinden, mit dem Monofilament den Tastsinn prüfen und hierüber die diabetesbedingte Nervenerkrankung gut feststellen (➤ Abb. 14.2).

Liegt eine Nervenerkrankung an den Füßen vor, ist es wichtig, sich regelmäßig um die Pflege der Füße zu kümmern (➤ 16.3). Die Füße sind durch unbemerkte Verletzungen, die sich entzünden können, gefährdet. Darum ist es sinnvoll, sie jeden Abend zu untersuchen. Die Nervenerkrankung kann viele Körperorgane betreffen (z. B. Magen, Darm, Harnblase oder das Herz) und dort zu Funktionsstörungen führen.

Die diabetesbedingte Impotenz (➤ 14.6) beruht ebenfalls meist auf einer Nervenerkrankung. Auch bei Frauen kann die sexuelle Funktion durch eine Nervenerkrankung beeinträchtigt werden (eventuell Verringerung der Erregbarkeit, Vaginaltrockenheit). Bei Vaginaltrockenheit helfen Gleitgels oder Cremes.

Die beste Therapie der diabetesbedingten Nervenerkrankung ist eine gute Blutzuckereinstellung.

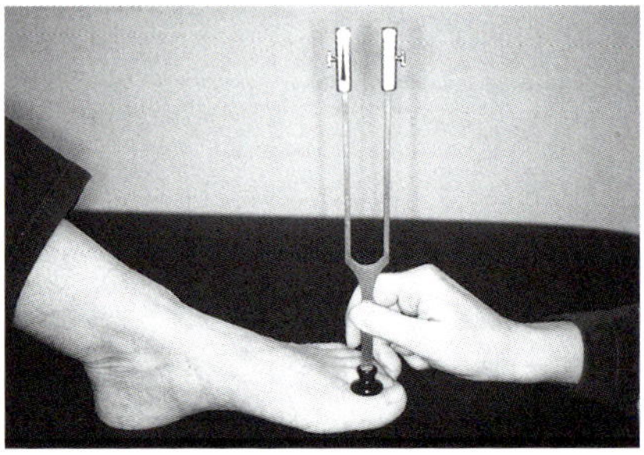

Abb. 14.2 Stimmgabeltest zur Überprüfung des Vibrationsempfindens [M628]

14.4 Schäden an den großen Gefäßen (Makroangiopathie)

Bei Menschen mit Diabetes kommt es nach längerer Diabetesdauer schneller zu Schäden an den großen Gefäßen, was das Risiko für Herzinfarkte, Schlaganfälle und Durchblutungsstörungen der Beine erhöht. Diese Veränderungen sind weniger vom Blutzucker abhängig als von Störungen des Fettstoffwechsels und vom erhöhten Blutdruck. Vorbeugende Maßnahmen sind eine gesunde Lebensführung, d. h. eine gesunde Ernährung, Nikotinverzicht und körperliche Aktivität.

14.5 Folgeerkrankungen vorbeugen

Gute Blutzuckereinstellung

Versuchen Sie immer wieder, einen guten HbA1c-Wert zu erreichen, (etwa 7–7,5 %, ➤ 3). Vermeiden Sie längere Phasen mit sehr hohen Blutzuckerwerten.

Gesunde Lebensführung

Ernähren Sie sich gesund und bleiben Sie in Bewegung. Gehen Sie liebevoll mit Ihrem Körper um.

Zusätzliche Risiken vermeiden

Achten Sie besonders auf Bluthochdruck und auf Fettstoffwechselstörungen. Falls Sie rauchen, werden Sie Nichtraucher (➤ 14.7).

Vorsorgeuntersuchungen

Die folgende Aufstellung zeigt Ihnen, was Sie regelmäßig untersuchen lassen sollten. Achten Sie selbst mit darauf, dass Ihr Arzt nichts dabei vergisst. Der Gesundheits-Pass Diabetes der Deutschen Diabetes-Gesellschaft, in den Sie Ihre Untersuchungsergebnisse eintragen lassen können, gibt Ihnen eine gute Orientierung (➤ Abb. 14.3). Den Gesundheits-Pass Diabetes erhalten Sie in Diabetes-Schwerpunktpraxen, auf Diabetes-Stationen und auch beim Deutschen Diabetiker Bund.

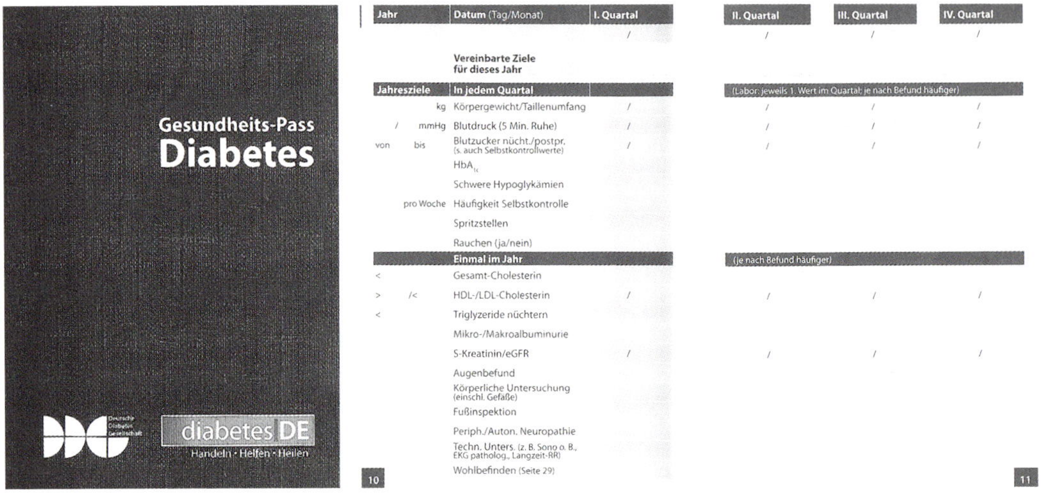

Abb. 14.3 Gesundheits-Pass Diabetes [G009]

Kontrolluntersuchungen zur Prüfung auf diabetesbedingte Folgeerkrankungen

Wenn noch keine Folgeerkrankungen vorliegen, einmal jährlich:

1. Untersuchung des Augenhintergrunds beim Augenarzt
2. Nieren-Untersuchung: Bestimmung der Albuminausscheidung im Urin und des Kreatinins im Blut
3. Nerven-Untersuchung: Untersuchung der Füße mit der Stimmgabel und dem Monofilament
4. Gründliche körperliche Untersuchung mit Blutdruck, Bestimmung der Blutfette, Untersuchung der Fußpulse. Regelmäßige Untersuchung der Füße auf Hornhautbildungen und Verletzungen (bei jedem Arztbesuch).

Falls bereits Folgeerkrankungen vorliegen, besprechen Sie die Häufigkeit der Kontrollen mit Ihrem Arzt.

14.6 Sexualität und Impotenz

Der Diabetes kann die sexuelle Beziehung auf mehrfache Weise belasten:

- Allgemein verringert eine schlechte gesundheitliche Verfassung die Lust zu sexuellen Kontakten.
- Die ständige Kontrolle des Diabetes wird im sexuellen Beieinander als Belastung der Spontaneität erlebt.

- Die durch diabetische Folgeerkrankungen an Nerven und Gefäßen evtl. entstehende Impotenz des Mannes beeinträchtigt die sexuellen Erlebensmöglichkeiten für beide Partner.
- Diabetische Nervenschäden können bei Frauen zu verringerter Erregbarkeit und Scheidentrockenheit führen.

Wer mit seinem Diabetes zurechtkommt und eine gute Stoffwechsellage erreicht, wird auch im sexuellen Bereich wenig Probleme durch den Diabetes haben. Speziell in Bezug auf den Verlust von Spontaneität spielen oft irrationale Auffassungen über die menschliche Sexualität eine Rolle: Sex muss spontan und ungeplant sein, muss immer klappen, darf keine Unterbrechung erfahren usw. Diese Vorstellungen entsprechen auch für Nichtdiabetiker nicht der Realität und sie führen zu vielen sexuellen Störungen. Man sollte sich prüfen, ob solche Vorstellungen die Schwierigkeiten mitbedingen. Viele Probleme lassen sich im Gespräch mit dem Partner/der Partnerin lösen. Schafft man das nicht allein, kann man sich bei professionellen Beratern (z. B. pro familia, Psychotherapeuten) Hilfe holen.

Ein besonderes Problem ist die durch Folgeerkrankungen des Diabetes (mit-)bedingte Erektionsschwäche des männlichen Gliedes, der in den meisten Fällen eine diabetesbedingte Nervenschädigung zugrunde liegt. Auch der Umgang mit diesem Problem ist in erster Linie ein Thema, das mit der Partnerin gemeinsam gelöst werden sollte. Denn oft ist die Partnerin mit der verbliebenen Potenz zufrieden, wenn das (sexuelle) Miteinander insgesamt positiv verläuft. Zur Sexualität gehören – Männer und Frauen haben da oft unterschiedliche Vorstellungen – vor allem Aufmerksamkeit, Zärtlichkeit und Geduld.

Nach langer Diabetesdauer ist die Erektionsschwäche als Folgeerkrankung ebenso häufig wie Schäden an Augen und Nieren. Es ist sehr selten, dass die Erektionsschwäche als einzige Folgeerkrankung besteht. Die diabetesbedingte Erektionsschwäche entwickelt sich langsam über Jahre und ist weitgehend unabhängig von der Situation, in der der sexuelle Kontakt erfolgt. Schwankt die sexuelle Potenz stark in Abhängigkeit von der Situation, spricht dies auch für seelische Ursachen. Bei einer plötzlich auftretenden Erektionsschwäche muss zuerst geprüft werden, ob auch ein neu eingenommenes Medikament die Ursache sein könnte (z. B. blutdrucksenkende Medikamente, Lipidsenker, Psychopharmaka).

Der Fachmann für die Behandlung der organischen Impotenz ist der Urologe. Wenn man Hilfe sucht, sollte man sich vorher umhören, welcher Urologe für eine Therapie der Erektionsschwäche besonders kompetent ist. Folgende Therapiemöglichkeiten bestehen:

- Medikamente: Seit 1998 stehen Medikamente mit guter Wirksamkeit bei bis zu 60 % der Betroffenen zur Verfügung. Sie unterscheiden sich in der Wirkdauer (kurz: Viagra®, Levitra®, länger: Cialis®). Es müssen allerdings Gegenanzeigen beachtet werden. Vor allem dürfen nicht gleichzeitig nitrathaltige Herzmedikamente angewendet werden. Wenden Sie sich an Ihren Arzt.
- Verschiedene Hilfsmittel, um die Erektion zu verbessern (z. B. Vakuumpumpe).
- Schwellkörper-Autoinjektionstherapie (SKAT): Es wird vor dem Geschlechtsverkehr eine kleine Menge eines Medikaments in den Schwellkörper gespritzt. Damit wird die Erektion wieder erreicht, die Injektion ist nicht schmerzhaft. Wichtig ist aber, dass die Dosis des Medikaments genau mit dem Urologen abgestimmt wird, da es sonst durch zu lange Erektionen zu Gefäßschäden kommen kann.
- Implantation einer Penisprothese: Operation bei größeren Nerven- oder Gefäßschäden. Probleme sind Nebenwirkungen und psychische Akzeptanz der Prothese. Diese Therapie verbleibt als Möglichkeit, wenn die anderen Therapien keinen ausreichenden Erfolg haben.

Medikamente zur Verbesserung der Erektion müssen privat bezahlt werden. Betroffene haben aber z. T. mit Erfolg gegen ihre Kassen auf Kostenübernahme geklagt.

14.7 Nichtrauchen halbiert die Risiken

Wer raucht, weiß meistens, dass er damit seine Risiken für viele Erkrankungen erhöht. Er nimmt diese Risiken bei seiner Entscheidung für das Rauchen in Kauf. Als Diabetiker sollten Sie sich besonders gut überlegen, ob Sie rauchen, denn Sie erhöhen dadurch drastisch – das beweisen viele Studien – Risiken für Folgeerkrankungen an den Gefäßen.

Die Grundlage dafür, mit dem Rauchen aufzuhören, ist eine klare Entscheidung, von nun an nicht mehr zu rauchen. Wenn das für Sie feststeht, kann Sie nichts davon abbringen. Die Entzugserscheinungen dauern – wenn überhaupt – nur wenige Tage, und Sie merken sehr schnell, was Sie alles gewinnen. Ihre Umgebung gewöhnt sich daran und viele werden Sie insgeheim bewundern.

Wenn Sie sich das alles von vornherein klarmachen und gar nicht anfangen, mit Ihrem scheinbaren Verzicht zu hadern, wird es schnell selbstverständlich, nicht mehr zu rauchen. Sie werden sich freier fühlen, weil Sie Ihren Tag nicht mehr nach Rauchpausen einteilen. Dass es schwer ist, mit dem Rauchen aufzuhören, sagen vor allem die, die nicht aufhören wollen. Fragen Sie einmal ehemalige Raucher, ob es wirklich so schwer war! Als Nichtraucher können Sie genauso viel genießen wie vorher – oder noch mehr.

Wahrscheinlich nehmen Sie etwas an Gewicht zu. Das ist eine normale Körperreaktion. Wenn Sie zu viel zunehmen: Versuchen Sie herauszufinden, ob Sie ihr Essverhalten geändert und unbemerkt ihre Kalorienmenge erhöht haben. Es ist schwierig, dies beim Rauchverzicht gleichzeitig zu kontrollieren. Setzen Sie sich ein realistisches Ziel, jetzt ohne Rauchen nicht weiter zuzunehmen und eventuell wieder abzunehmen. Finden Sie heraus, wie Sie dies am besten anpacken können. Denn Sie wissen ja: Wenn Sie sich klar entscheiden und danach handeln, können Sie etwas verändern.

Es werden viele Hilfsmöglichkeiten angeboten, mit dem Rauchen aufzuhören: Hypnose, Kurse, Akupunktur, Medikamente und Broschüren (Literaturhinweise ➤ 20.3). Alles kann Ihnen helfen, aber nichts davon ersetzt Ihre eigene Entscheidung. Fangen Sie ein neues Leben als Nichtraucher an und genießen Sie die neue Freiheit! Tun Sie es für sich selbst und für niemanden sonst. Einfach weil es intelligenter ist.

14.8 Achten Sie auf Ihren Blutdruck

Etwa 30 % der Bevölkerung haben Bluthochdruck, Typ-2-Diabetiker sind noch häufiger betroffen. Darüber hinaus können Diabetiker auch als Folge der diabetesbedingten Nierenschädigung Bluthochdruck entwickeln. Unbehandelter Bluthochdruck kann die großen und kleinen Blutgefäße schädigen. Werden weder Diabetes noch Bluthochdruck gut behandelt, so steigen die Risiken für Diabetesfolgeerkrankungen stark an. Jeder Diabetiker sollte deshalb seinen Blutdruck kennen. Nutzen Sie Ihre Arzttermine, um den Blutdruck messen zu lassen. Achten Sie dabei darauf, dass Sie vor der Messung ca. 5 Minuten ruhig gesessen haben, da Sie sonst falsche Messwerte erhalten könnten. Bluthochdruck liegt vor, wenn wiederholt Werte über 140/90 mmHg gemessen werden. Mit einer 24-Stunden-Messung kann man diese Diagnose sichern. Manche Menschen haben nur in Gegenwart ihres Arztes einen erhöhten Blutdruck („Weißkittel-Effekt“).

Bluthochdruck entsteht meist allmählich und verursacht über viele Jahre keine Beschwerden. Menschen mit Bluthochdruck sollten lernen, wie sie selbst den Blutdruck messen können. Ein Blutdruck-Messgerät kann von Ihrem Arzt verordnet werden. Sprechen Sie mit Ihrer Krankenkasse, ob sie die Kosten (50–100 €) übernimmt. Geeignet sind vor allem Geräte, die den Blutdruck am Oberarm messen, da hierbei die Messung stets in Herzhöhe erfolgt. Optimal ist es, zweimal täglich zu messen; beachten Sie auch hier eine Ruhezeit von ca. 5 Minuten vor der Messung. Das erste Mal sollten Sie morgens vor Einnahme der Blutdruckmedikamente messen. Für die zweite Messung kann man einen ruhigen Moment am Abend nutzen. Wenn Ihnen das tägliche Messen nicht möglich ist, reicht es auch, diese Messungen einmal pro Woche durchzuführen, damit man den Überblick über seine Blutdruckeinstellung behält. Das Ziel einer guten Blutdruckbehandlung ist ein Wert unter 135/85 mmHg bei der Selbstmessung. Besprechen Sie die Werte mit Ihrem Arzt, damit die Blutdruckbehandlung immer auf Ihre aktuellen Bedürfnisse angepasst werden kann.

Weitere Tipps für Menschen mit Bluthochdruck:

- Wenn Sie übergewichtig sind, hilft eine Gewichtsabnahme bei der Blutdruckbehandlung.
- Regelmäßige Bewegung führt langfristig zu besseren Blutdruckwerten.
- Eine kochsalzarme Ernährung kann eventuell die Wirkung Ihrer Medikamente unterstützen.

(Literaturhinweise ➤ 20.3)

14.9 Weitere Begleiterkrankungen

Ca. 10–20 % der Menschen mit Typ-1-Diabetes haben Störungen der Schilddrüsenfunktion, meist eine Unterfunktion. Diese entsteht durch eine schmerzlose Entzündung an der Schilddrüse, bei der das Abwehrsystem des Körpers sich gegen eigene Zellen richtet (Autoimmunerkrankung). Die häufigste Form ist die sog. Hashimoto-Thyreoiditis. Die Betroffenen merken meist gar nichts oder fühlen sich weniger leistungsfähig bzw. sind öfter müde. Die Krankheit lässt sich durch einfache Blutuntersuchungen erkennen. Das fehlende Schilddrüsenhormon kann man als Tablette einnehmen.

Eher selten tritt zusätzlich eine Unterfunktion der Nebenniere mit Störung der Kortisonproduktion auf (Addison-Krankheit). Auch Kortison kann in Tablettenform ersetzt werden.

Ebenfalls häufiger als bei Nichtdiabetikern tritt die sog. Weißfleckenerkrankung (Vitiligo) auf. Hier spielt ebenfalls eine Autoimmunreaktion eine Rolle.

Bei einigen Diabetikern treten, bevorzugt an den Unterschenkeln, dunkle Hautverfärbungen auf. Die Haut ist dort leicht eingesunken und dünn. Der Name dieser Veränderungen ist Necrobiosis lipoidica. Die Stellen sind schmerzlos und entzünden sich nicht. Viele Betroffene sind durch das Aussehen der Stellen und der leichten Verletzlichkeit stark belastet.

KAPITEL

15 Die seelische Belastung durch den Diabetes

Jeder Mensch erlebt den Diabetes auf seine Weise, mit unterschiedlichen Gefühlen, Gedanken und Handlungen. Da sich die meisten Menschen an den Diabetes und die Therapie gewöhnen, wodurch die Belastung geringer wird, ist die seelische Seite der Medaille meist kein großes Thema. Jeder reagiert auf seine Weise, sodass eine allgemeine Aussage über die individuelle Reaktion auf den Diabetes nicht hilfreich ist, ohne den Betroffenen genauer zu kennen.

Werden belastende seelische Gefühle – Angst, Trauer, Ärger, Verzweiflung – ignoriert oder sogar unterdrückt, so können daraus neue, schwerer lösbare seelische Probleme oder Erkrankungen entstehen. Wer seine Gefühle nicht „hinunterschluckt" und den Mut findet, mit Lebenspartnern, anderen Betroffenen, vor allem auch mit den behandelnden Ärzten und Diabetesberaterinnen über eigene Gefühle zu sprechen, tut etwas für seine seelische Gesundheit (➤ Abb. 15.1). Menschen mit Depressionen wollen oft belastende Gefühle „mit sich abmachen", weil sie andere nicht mit ihren Problemen belasten wollen.

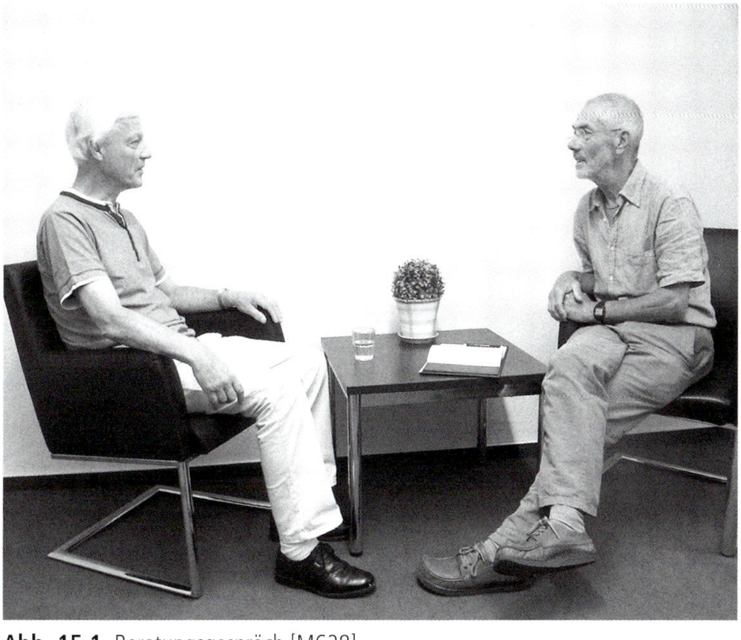

Abb. 15.1 Beratungsgespräch [M628]

Seelisch gesunde Menschen achten auf ihre Gefühle und sprechen über sie mit anderen Menschen, um sich selbst zu entlasten oder sich Hilfe zu holen.

Für eine gute Selbstbehandlung des Diabetes ist neben dem Wissen auch die seelische Ausgeglichenheit wichtig, sehr belastende Gefühle können zu Problemen in der Therapie führen. Viele Belastungen entstehen durch unrealistische Ängste. Die Angst vor Folgeerkrankungen ist ein hilfreicher Anstoß für die Selbsttherapie, unrealistische Angst kann aber auch zu einer übertriebenen und kräftezehrenden Überbeschäftigung mit der Therapie führen. So sind ein unnötig häufiges Testen und zu viele Korrekturen in der Therapie für viele Menschen eine zusätzliche Belastung, die sie nie richtig zur Ruhe kommen lässt und in einen Dauerzustand von Unzufriedenheit und Versagen bringen kann. Gespräche können helfen, die Bedeutung dieser Gefühle für sich besser zu verstehen. Die seelischen Ursachen für bestimmte Probleme sollen hier nur beispielhaft genannt werden, eine umfassendere Darstellung finden Sie in dem Buch „Diabetes ist meine Sache“ von Axel Hirsch (Literaturhinweise ➤ 20.3).

Angst

Ängste spielen auch für Unterzuckerungen eine sehr wichtige Rolle. So nehmen viele Betroffene Unterzuckerungen einfach als unvermeidbar hin, weil sie vom Wunsch nach normalen Blutzuckerwerten getrieben sind und in jedem höheren Wert schon eine Katastrophe sehen.

Für zu häufiges Testen ist meist Angst vor Folgeerkrankungen die Ursache: Nach einer gewissen Zeit steigt die Angst beim Betroffenen an, und er kann sich durch einen neuen Test wieder beruhigen. Gleichzeitig führt dies zu einer ständigen Überaufmerksamkeit, die zu einem ungesunden Stress werden kann. Häufig spritzen diese Menschen schon Korrekturinsulin, wenn das vorher gespritzte noch wirkt, mit der Gefahr weiterer Unterzuckerungen. Andere Betroffene vermeiden es aus derselben Angst heraus, zu testen und den Blutzucker zu korrigieren. „Lieber nicht testen, bestimmt ist der BZ schon wieder hoch“. Dieser Gedanke behindert sinnvolle Korrekturen und erhöht die eigene Unsicherheit in der Therapie.

Unrealistische Ängste vor Unterzuckerungen machen andererseits eine gute Selbstbehandlung fast unmöglich. Hier kann oft nur eine

Psychotherapie helfen, die Angst auf ein realistisches Maß zurückzubringen. Auch diese Menschen testen meist den Blutzucker sehr häufig oder essen immer wieder „zur Sicherheit" etwas zwischendurch (oder regelmäßig zu viel), um eine Unterzuckerung zu vermeiden.

Depressionen

In den letzten 20 Jahren wurde man bei Menschen mit Diabetes besonders aufmerksam auf Depressionen, und die Frage eines erhöhten Risikos wurde in vielen wissenschaftlichen Studien erforscht. Die Ergebnisse werden zur Zeit oft so dargestellt, dass Menschen mit Diabetes das doppelte Risiko trügen, an einer Depression zu erkranken. Andere Studien konnten dies nicht bestätigen und machen für die höhere Anzahl von Depressionen andere Gründe verantwortlich, wie die in vielen Studien fehlende Trennung nach Diabetestyp, die fehlende Berücksichtigung diabetischer Folgeerkrankungen oder andere methodische Fehler in den Untersuchungen. So wurde z. B. gezeigt, dass die Häufigkeit von Diagnosen auch von der Häufigkeit der Arztbesuche abhängt. Menschen mit Diabetes könnten auch deswegen mehr Depressionsdiagnosen erhalten, weil sie häufiger zum Arzt gehen.

Bei Depressionen gibt es eine Reihe von Problemen, die selbst unter den Ärzten und Wissenschaftlern noch nicht ausreichend geklärt sind: Sind Depressionen Erkrankungen? Woher kommen sie? Welche Rolle spielen die Veranlagung und der Gehirnstoffwechsel? Weitgehende Übereinstimmung besteht darin, dass Belastungen nicht als einziger Grund für Depressionen gelten können. Sie können sie wohl anstoßen oder verstärken, aber sie erzeugen sie nicht. Denn die meisten Menschen reagieren auf ähnlich starke Belastungen nicht depressiv. Man muss wohl für die meisten Fälle annehmen, dass die betroffene Person eine Neigung hat, auf Stress mit Depression (Rückzug, Verzweiflung, Gefühlsblockierung, körperlichen Erkrankungen) zu reagieren. Es kann bei diesen Menschen zu mehr Depressionen kommen, wenn ihre persönliche Toleranzgrenze für Belastungen überschritten wird.

An seinem Diabetes zeitweilig zu leiden und darüber traurig zu sein, ist eine normale und gesunde seelische Reaktion. Ein depressiver Mensch dagegen ist typischerweise nicht traurig, sondern klagt über längere Zeit gesehen eher über eine innere Gefühlsleere.

!

Zur Depression gehört als wichtiges Merkmal, dass sich der Betroffene in seinen Reaktionen selbst nicht mehr versteht, dass er Dinge fühlt oder Handlungen ausführt, die ihm selbst an sich fremd sind. Die Depression kommt primär von innen, nicht von außen.

Wenn ein Mensch solche inneren Vorgänge erlebt, die seine Handlungsenergie blockieren, liegt wahrscheinlich eine Depression vor. Der Versuch, dies durch erhöhte innere Kraftanstrengungen zu lösen, verstärkt die Probleme meist. Dann kann es helfen, einen Psychologen oder Psychiater aufzusuchen, um die Diagnose abzuklären. Die Depression lässt sich oft gut mit Hilfe von antidepressiven Medikamenten und/oder einer Psychotherapie behandeln und lindern.

Grundsätzlich können Diagnosen auch unerwünschte Nebenwirkungen haben. So fürchten Menschen bei psychologisch-psychiatrischen Diagnosen oft, dass sie in falsche Hände geraten und ihnen die Diagnosen z. B. im Beruf schaden könnten, auch wenn Fachleute alles dafür tun, dies zu vermeiden. Immer noch scheuen viele Menschen davor, einen Psychotherapeuten zu kontaktieren, weil sie die psychische Krankheit als besonderen Makel erleben. Es steht auch nicht immer schnell eine gute Behandlung zur Verfügung. Der Betroffene muss auf einen Therapieplatz warten, sodass er den Eindruck gewinnen kann, man ließe ihn nun alleine mit der Depression. Tatsächlich reichen die Plätze für Psychotherapien nicht aus und der Betroffene muss u. U. lange auf einen Therapeuten warten, zu dem er Vertrauen aufbauen kann. Die psychotherapeutische Behandlung der Depression ist manchmal schwierig, in vielen Fällen hilft andererseits bereits eine medikamentöse Therapie. Bei all diesen Schwierigkeiten sind gerade bei Depressionen die Behandlungschancen gut, sodass Betroffene ermutigt werden sollten, die bestehenden Möglichkeiten zu nutzen.

KAPITEL

16 Pflege der Füße

Gesunde Füße sind etwas Wunderbares. Ist es nicht unglaublich, wie lange einen die Füße durch das Leben tragen? Was sie alles verkraften: Schwere Lasten, extreme Temperaturen, Verletzungen, Druck durch ungünstige Schuhe – und immer wieder erholen sie sich, verrichten ihre Arbeit, genießen die Pausen, die wir ihnen gönnen. Sie haben es verdient, dass wir sie gut behandeln und ihnen das Leben leicht und angenehm machen. Geringe Hautverletzungen, z. B. durch drückende Schuhe, sind ein häufiges Alltagsproblem. Der gesunde Körper verfügt mit seinem Nervensystem über ein Alarm- oder Meldesystem, das ihm bei Schmerzen eine weitere Belastung gar nicht erlaubt. Man beginnt zu humpeln. Der Fuß wird automatisch entlastet und damit eine Verschlimmerung der Wunde verhindert. Eine oberflächliche Wunde heilt bei normaler Durchblutung der Haut unter Entlastung schnell ab. Der Diabetes kann leider auch die Füße belasten. Er erhöht die Risiken dafür, dass es zu Leistungseinschränkungen, Schmerzen oder Entzündungen kommen kann. Deswegen sollten Sie auch kleine Verletzungen an den Füßen viel ernster nehmen, als es Menschen ohne Diabetes tun müssten.

16.1 Sind meine Füße überhaupt gefährdet?

Als Erstes sollten Sie durch eine einfache Untersuchung beim Arzt klären, ob bei Ihnen eine diabetesbedingte Nervenschädigung vorliegt. Dazu wird meist das Vibrationsempfinden mit einer speziellen Stimmgabel getestet (➤ 14, ➤ Abb. 14.2). Einige Ärzte bevorzugen das Monofilament, mit ihm kann man das Druckempfinden prüfen.

Die Untersuchung mit einem Tip Therm, bei der das Temperaturempfinden überprüft wird, ist nicht so aussagekräftig wie die beiden anderen Untersuchungen. Sie kann als Ergänzung durchgeführt werden. Zusätzlich kann der Arzt auch noch die Reflexe mit einem Reflexhammer testen.

Nervenschäden an den Füßen können nach mehrjähriger schlechter Blutzuckereinstellung auftreten. Es gibt typische Anzeichen für eine Nervenschädigung, die Sie bei sich selbst bemerken können.

Anzeichen für eine Nervenschädigung sind:

- herabgesetztes Schmerzempfinden
- fehlendes oder abgeschwächtes Temperaturempfinden
- schmerzlose Wunden oder Verletzungen
- Taubheits- oder Kribbelgefühl, „Ameisenlaufen", trockene und rissige Haut
- Kältegefühl bei warmen Füßen
- Schmerzen in Ruhe, besonders nachts (Linderung durch Bewegung und Laufen)
- Fußschwellungen
- Hornhautschwielen, schmerzlose Hühneraugen
- Fehlstellungen der Füße oder Unbeweglichkeit der Zehen.

Anzeichen für eine Durchblutungsstörung sind:

- kalte Füße
- Schmerzen beim Laufen, Besserung durch Stehenbleiben (sog. Schaufensterkrankheit)
- Wadenkrämpfe
- blasse Haut
- dünne, trockene, pergamentartige Haut
- dünne Fußsohle, wenig Unterhautfettgewebe
- schwere, kraftlose Beine

- schmerzhafte Zehenrötung
- schlecht heilende Wunden.

Die Füße sind besonders gefährdet, wenn:
- Unklarheit besteht, ob Nerven- oder Durchblutungsstörungen vorliegen
- Empfindungsstörungen oder Missempfindungen an den Füßen bestehen
- eine diabetische Nervenschädigung (Neuropathie) an den Füßen vorliegt
- eine Durchblutungsstörung der Beine besteht (sog. Schaufensterkrankheit oder arterielle Verschlusskrankheit, AVK)
- an den Füßen Fehlstellungen der Zehen oder Gelenke bestehen
- bereits eine schlecht heilende Wunde am Fuß aufgetreten ist
- schon eine Amputation erforderlich war.

16.1.1 Wenn meine Füße gesund sind

Wenn Sie unter keinerlei der o. g. Anzeichen leiden und auch die ärztliche Fußuntersuchung mit der Stimmgabel nicht auf eine diabetesbedingte Veränderung Ihrer Fußnerven hinweist (bei guter Stoffwechselführung besteht lange Zeit keine Gefahr), bedürfen Ihre Füße keiner besonderen Vorsichtsmaßnahmen. Ebenso müssen Sie bei der Pflege Ihrer Füße nichts anders machen. Auch Barfußlaufen, die Zehennägel lackieren und das Tragen von modernen und engen Schuhen schadet Ihren Füßen nicht bzw. nicht mehr als anderen gesunden Füßen. Das gesunde Schmerzempfinden Ihrer Fußnerven hilft Ihnen, schon kleine Verletzungen an den Füßen sofort zu bemerken. Sie sollten allerdings daran denken, dass Sie bei Diabetes ein erhöhtes Risiko tragen, auch wenn jahrelang keine Probleme aufgetreten sind. Menschen mit Diabetes sollten mit ihren Füßen besonders pfleglich umgehen.

Da man Veränderungen an den Fußnerven nicht immer sofort bemerkt, sollten Sie Ihre Füße mindestens einmal jährlich untersuchen lassen und das Ergebnis im Gesundheits-Pass Diabetes dokumentieren.

16.1.2 Wenn eines der Anzeichen zutrifft ...

... dann sollten Sie dieses Kapitel unbedingt lesen.

Bei Nervenschäden (➤ 14.3) sind Ihre Füße einem besonders hohen Risiko ausgesetzt. Das Temperatur- und Schmerzempfinden ist vermindert. Man spürt kleine Druckstellen, Blasen oder Verletzungen nicht mehr rechtzeitig, im schlimmsten Fall überhaupt nicht mehr. Man kann den ganzen Tag mit einem kleinen Steinchen im Schuh gehen, ohne zu merken, dass es die Haut aufscheuert. Sind erst einmal kleine Verletzungen entstanden, können sich Entzündungen und Wunden entwickeln, die bei anhaltend hohen Blutzuckerwerten schlechter heilen. Bei nicht sachgerechter Behandlung kann aus einem solchen neuropathischen Fußgeschwür durch Ausdehnung der Infektion in die Tiefe über Nacht eine diabetische Gangrän entstehen, bei der im Extremfall sogar eine Amputation nötig werden kann. Ursache für solche Prozesse ist meist die gestörte Wahrnehmung aufgrund einer Nervenschädigung. Man bewertet eine gefährliche Infektion als harmlos, weil sie nicht wehtut.

16

Bei ca. 80 % der Amputationen sind es harmlose Verletzungen, die den „Stein ins Rollen" gebracht haben. Nur eine tägliche gewissenhafte Kontrolle der Füße kann davor schützen, eine schwere Fußerkrankung zu bekommen. Bei Nervenschäden können Sie sich nicht mehr auf Ihre Wahrnehmung verlassen.

Kommen zu den Nervenschäden noch Durchblutungsstörungen hinzu, sind Ihre Füße einem doppelten Risiko ausgesetzt: Die Wundheilung auch kleinster Verletzungen ist erschwert, Entzündungen können sich im abwehrgeschwächten Gewebe rascher ausbreiten. Aber: Durchblutungsstörungen sind auch für Diabetiker keine schicksalhafte Entwicklung, mit der sie sich abfinden müssen. Heute gibt es Möglichkeiten, verengte oder verstopfte Blutgefäße wieder zu öffnen oder zu umgehen, damit die Füße wieder ausreichend mit Blut versorgt werden.

Haben Sie dennoch einmal Pech mit Ihren Füßen und es wird Ihnen bei einer ausgeprägten Infektion zu einer Amputation geraten, dann ziehen Sie in jedem Fall die „Amputations-Notbremse":

!

Holen Sie sich auf jeden Fall eine zweite ärztliche Meinung bei einem Diabetologen (möglichst Fußzentrum oder Fußambulanz) ein, bevor Sie einer Amputation zustimmen. Keine Amputation ohne Angiografie (Gefäßdarstellung)!

Durch besondere Vorsicht und sachgerechte Pflege der Füße können Sie Komplikationen vermeiden.

Vorbeugen:
- regelmäßig die Füße kontrollieren
- richtige Pflege der Füße
- gutes Schuhwerk

16.2 Regelmäßig die Füße kontrollieren

Besteht eine diabetesbedingte Nervenerkrankung der Füße (Sensibilitätsverlust), sollten Sie Ihre Füße am besten täglich abends prüfen. Augen und Hände müssen jetzt die Nerven an den Füßen ersetzen.

Betrachten Sie täglich Ihre Füße

Sorgen Sie für gute Lichtverhältnisse und setzen Sie sich bequem hin. Wenn Sie nicht so beweglich sind, stellen Sie einen Vergrößerungsspiegel (Kosmctikspiegel) auf die Erde und betrachten Sie Ihre Füße von allen Seiten. Wenn Sie nicht mehr so gut sehen können, bitten Sie jemand anders, Ihre Füße anzusehen.

Achten Sie auf:
- Hautverfärbungen (rot, dunkel)
- kleine Verletzungen, Wunden
- Anzeichen einer Entzündung (Rötung, Schwellung, Überwärmung, Eiter)
- Hornhaut, Schwielen
- Hühneraugen
- trockene, rissige Haut
- Blasen
- Fußpilz
- eingewachsene, verdickte, weiß oder gelb verfärbte Zehennägel.

Oft werden kleine Wunden an den Füßen nicht ernst genommen. Man denkt, was nicht wehtut, kann ja nicht so schlimm sein. Scheuen Sie sich nicht, auch mit kleinen Verletzungen zu einem Diabetologen zu gehen. Spätestens bei Wunden mit geröteter Umgebung, Schwellung, Eiter, Fieber oder neu aufgetretenen Schmerzen benötigen Sie rasch ärztliche Hilfe.

Kontrollieren Sie täglich Ihre Schuhe

Bevor Sie Ihre Schuhe anziehen, untersuchen Sie mit den Händen das Innere Ihrer Schuhe auf kleine Nägel. Entfernen Sie Sand oder kleine Steinchen. Achten Sie darauf, dass benötigte Einlegesohlen glatt sind und keine Falten bilden. Auch das Innenfutter sollte nicht zerschlissen sein oder Falten bilden.

16.3 Richtige Fußpflege

16.3.1 Waschen der Füße

Wir empfehlen Ihnen, beim Waschen der Füße folgende Hinweise zu beachten:

- Die Füße sollen täglich gewaschen werden.
- Die Wassertemperatur sollte 37 °C nicht übersteigen. Überprüfen Sie die Temperatur mit einem Thermometer, denn mit zu heißem Wasser können Sie sich die Füße verbrühen.
- Fußbäder sollen nur 3 Minuten dauern, längere Fußbäder weichen die Haut auf, sodass sie verletzlich und rissig wird. Pilze und Bakterien können leichter eindringen.
- Benutzen Sie eine milde Seife, z. B. rückfettende Seifen, Kernseife oder grüne Seife. Die beliebten pH-neutralen Seifen trocknen die Haut aus. Wenn Ihre Haut sehr empfindlich ist, kann sie durch parfümierte Seife zusätzlich gereizt werden.
- Wenn Sie möchten, benutzen Sie einen weichen Waschlappen. Bürsten oder Massagehandschuhe sind ungeeignet, da sie die Haut zu stark aufrauen, es kann zur Gewebsschädigung kommen.
- Trocknen Sie Ihre Füße, besonders zwischen den Zehen, gründlich ab. Bei feuchten Zehenzwischenräumen entsteht leicht Fußpilz.
- Cremen Sie trockene, spröde oder rissige Haut ein, aber nicht zwischen den Zehen! Da die Creme dort schlecht einzieht, besteht die Gefahr, dass die Haut aufweicht. Sie bildet dann einen guten Nährboden

für Pilze und Bakterien. Empfehlenswert sind insbesondere Cremes oder Schäume mit relativ geringem Wasseranteil, ohne Konservierungsstoffe, ohne Duftstoffe und mit einem Harnstoffanteil von 5 %.
- Wenn Ihre Füße leicht schwitzen, ist es wichtig, ein Aufweichen der Haut zu verhindern. Waschen Sie, wenn möglich, Ihre Füße mehrmals täglich und wechseln Sie gleichzeitig die Strümpfe. Benutzen Sie keine aggressiven Produkte, die die Haut reizen, z. B. Talkum, Puder, anregende Fußsprays oder Deodorants.

16.3.2 Pflege der Zehennägel

Die Zehennägel schützen unsere Zehen vor Verletzungen. Sie reagieren empfindlich auf Störungen und Verletzungen. Wir müssen ihnen Raum geben und sie durch Pflege in guter Funktion halten. Leider sind es meist nur Frauen, die auf ihr Äußeres achten und ihre Zehennägel zu einer Zierde der Füße werden lassen. Wie sollten Sie Ihre Nägel pflegen?
- Die Nägel sollen mit der Zehenkuppe gerade abschließen. Sind die Nägel zu kurz, wachsen sie sehr schnell ein.
- Benutzen Sie zum Kürzen Ihrer Nägel eine Sandpapierfeile oder eine abgerundete Diamantfeile. Mit Scheren, Nagelzangen, spitzen Nagelfeilen oder Nagelknipsern können Sie sich leicht verletzen. Die Nägel sollen gerade anstatt rund gefeilt werden, mit einer kleinen Abrundung an den Ecken.
- Die Behandlung eingewachsener Zehennägel soll nur vom Fachmann (Podologe, Arzt/Fußambulanz) durchgeführt werden.

16.3.3 Beseitigung von Hornhaut

Mit Hornhaut will der Körper die Füße vor Belastung und Verletzungen schützen. Menschen, die viel barfuß gehen, bilden mehr Hornhaut. Aber diese Selbsthilfe des Körpers hat auch Nachteile: Verdickte Hornhaut drückt auf gesundes Gewebe und kann Blasen und Verletzungen verursachen, die man von außen nicht bemerkt. Hornhaut wird mit der Zeit rissig, so können Keime und Bakterien in das Innere des Fußes eindringen und Entzündungen hervorrufen. Wie lässt sich Hornhaut entfernen?
- Am besten geeignet für die Hornhautentfernung ist der Bimsstein oder eine Hornhautfeile. So können Sie verdickte Hornhaut entfernen und verhindern deren Neuentstehung. Vermeiden Sie Rasierklingen, Hornhautraspeln, Hornhauthobel oder sehr grobe Feilen, denn sie erhöhen die Verletzungsgefahr.

- Entstehen immer wieder dicke Hornhautstellen, sollten Sie einen Podologen um Hilfe bitten (Ursachenfindung und Entfernung). Er wird Ihnen dann eventuell mit einem Skalpell die Hornhaut entfernen.
- Anschließend wird die Haut eingecremt, um die Füße geschmeidig zu halten.
- Verdickte Hornhaut ist immer die Folge von Druck. Forschen Sie nach der Ursache! Tragen Sie keine drückenden Schuhe. Bei Fußfehlformen benötigen Sie vielleicht spezielle Schuhzurichtungen. Hier kann die diabetologische Fußambulanz helfen.

16.3.4 Entfernung von Hühneraugen

Hühneraugen sind ebenfalls Hornhaut, die sich durch starken Druck von außen nach innen verdickt. Sie entstehen vor allem außen am kleinen Zeh, sind aber auch zwischen den Zehen möglich. Sie können schmerzhaft sein. Wie lassen sie sich entfernen?

- Am besten geeignet für die Entfernung der Hühneraugen ist eine entsprechend ausgebildete Fachkraft, ein Podologe. Benutzen Sie keine Hühneraugentinktur oder Hühneraugenpflaster, weil sie stark ätzende Substanzen enthalten, die auch gesunde Haut angreifen. Wegen der Verletzungsgefahr sind auch Scheren, Pinzetten und Rasierklingen ungeeignet!
- Benutzen Sie keine Druckstellenpflaster oder Ballenpflaster, es können neue Druckstellen entstehen.
- Auch Hühneraugen sind immer Folge von Druck. Forschen Sie nach der Ursache. Tragen Sie keine zu engen Schuhe.

16.3.5 Behandlung von Fußpilz

Der Fußpilz schädigt durch Riss- und Schuppenbildung die Haut und bildet damit Eintrittspforten für Bakterien. Somit können sich im Rahmen einer Pilzinfektion begleitende, größere bakterielle Infektionen entwickeln.

Fußpilz entsteht leicht zwischen den Zehen. Man kann ihn sich z. B. in Badeanstalten oder Gemeinschaftsduschen holen. Da der Fußpilz unangenehmes Jucken verursacht und die Haut angreift, sollte er sofort behandelt werden.

- Die Haut ist gerötet, nässt und juckt, es bilden sich kleine Hautschuppen. Ziehen Sie nicht die Hautschuppen ab, Sie können dabei leicht die gesunde Haut einreißen.
- Lassen Sie sich von Ihrem Hausarzt ein Medikament gegen Fußpilz (antimykotisches Spray, Flüssigkeit oder Salbe) empfehlen und behandeln Sie den Fuß nach Vorschrift.
- Wechseln Sie täglich das Handtuch und die Strümpfe.
- Desinfizieren Sie Ihre Schuhe.
- Wenn Sie den Fußpilz nicht mehr sehen, sollten Sie die Behandlung noch ca. 4 Wochen weiterführen, um auch die Sporen zu vernichten.

16.3.6 Was Sie selber bei Verletzungen tun können

Auch wenn Sie sehr auf Ihre Füße achten, kann es zu einer Verletzung kommen. Dann können Bakterien in den Fuß eindringen und Infektionen verursachen. Normalerweise schmerzt das. Aber mit einer geschwächten Wahrnehmung ist es möglich, eine Verletzung zu übersehen. Deswegen ist es bei diabetesbedingten Nervenerkrankungen so wichtig, die Füße täglich genau zu betrachten.

- Desinfizieren Sie kleine Wunden mit einem Antiseptikum. Es sollte farblos sein, damit Sie den weiteren Verlauf der Wundheilung beurteilen können.
- Decken Sie die Wunde mit einem trockenen, sterilen Tupfer ab und befestigen Sie ihn mit einem hautfreundlichen Pflaster.
- Verwenden Sie keine Wundsalben (sofern der Arzt dies nicht empfohlen hat).
- Kontrollieren Sie täglich die Wunde und erneuern Sie den Verband. So können Sie Verschlechterungen der Wunde rechtzeitig bemerken.
- Scheuen Sie sich nicht, auch mit kleinen Verletzungen und Veränderungen zum Diabetologen zu gehen. Spätestens bei Wunden mit geröteter Umgebung, Schwellung, Eiter, Fieber oder neu aufgetretenen Schmerzen benötigen Sie rasch ärztliche Hilfe!

16.3.7 Gutes Schuhwerk und Strümpfe

Gute Schuhe und Strümpfe sind angenehm für die Füße. Sie schützen sie und erlauben Atmung und freie Bewegung. Viele Verletzungen entstehen allein durch ungeeignete Schuhe, aber auch falsche Strümpfe können Probleme verursachen.

- Kaufen Sie gute Schuhe. Sie sind zwar teurer, aber eine lohnende Investition für die Füße.
- Die Schuhe sollen Ihren Füßen ausreichend Platz in der Höhe, Breite und Länge lassen.
- Bevorzugen Sie weiches Oberleder. Gummi und Plastik begünstigen das Entstehen von Fußpilz.
- Die Schuhsohle soll nicht zu biegsam sein, da sonst Ihr Vorfuß zu stark belastet wird.
- Die Schuhe sollten seitlich nicht stark verdrehbar sein und guten Halt um die Ferse geben.
- Der Absatz sollte nicht höher als 5 cm sein. Schuhe ohne Absatz oder mit speziell tiefer Ferse sind oft ungeeignet, da der Vorfuß eventuell zu stark belastet wird.
- Kontrollieren Sie die Schuhe auf dicke Nähte oder Ösen, sie können Druckstellen verursachen.
- Die Innensohle soll nicht unterbrochen sein.
- Das Futter soll nicht eingerissen sein.
- Sandalen sind ungünstig, sie schützen den Fuß nur wenig und begünstigen Hornhautbildung an den Fersen. Auch Clogs (Holzpantoffeln) sind ungeeignet. Sie begünstigen ebenfalls eine vermehrte Hornhautbildung an den Fersen, außerdem kann der Fuß beim Gehen nicht richtig abrollen.
- Kaufen Sie Ihre Schuhe am späten Nachmittag, meist sind die Füße dann etwas dicker als morgens.
- Neue Schuhe müssen eingetragen werden: Tragen Sie sie am Anfang nur eine halbe Stunde täglich.

Alle genannten Anforderungen gelten selbstverständlich auch für Arbeitsschuhe, die oft unter extremen Bedingungen den ganzen Tag getragen werden.

- Vermeiden Sie Strümpfe mit festem Gummizug, sie vermindern die Durchblutung und führen zum Anschwellen der Füße.
- Tragen Sie nur Strümpfe, die keine dicken Nähte haben. Es können sonst Druckstellen entstehen.
- Die Strümpfe sollen richtig passen: Wenn sie zu groß sind, legen sie sich in Falten, und es können ebenfalls Druckstellen entstehen.
- Strümpfe sollte man täglich wechseln und waschen.

16.3.8 Was Sie noch beachten sollten

- Gehen Sie, wenn Sie Empfindungsstörungen an den Füßen haben, möglichst nicht barfuß, denn Sie könnten sich unbemerkt verlet-

zen. Wenn Barfußgehen für Sie ein besonderer Genuss ist: Tun Sie es mit Verstand und nicht zu lange – vielleicht an einem gepflegten Strand –, achten Sie auf Gegenstände, die Sie verletzen können, und kontrollieren Sie Ihre Füße sicherheitshalber einmal mehr.
- Schützen Sie Ihre Füße vor Sonnenbrand.
- Haben Sie kalte Füße? Dann können Sie warme Wollsocken tragen (auch nachts im Bett). Riskieren Sie keine Verbrennungen: Wärmen Sie nicht Ihre Füße in heißem Wasser, an der Heizung, dem Kamin, mit einer Heizdecke, einem Heizkissen oder mit einer Wärmflasche!
- Regelmäßige Fußgymnastik hält die kleinen Gelenke beweglich und kann gegen kalte Füße helfen.
- Regelmäßiges Eincremen der Füße hält die Haut geschmeidig, und sie fühlt sich gut an.
- Rauchen Sie? Rauchen vermindert u. a. auch die Durchblutung Ihrer Füße. Falls Sie rauchen: Wäre das nicht ein Anreiz, Nichtraucher zu werden?
- Sind Sie selber nicht in der Lage, Ihre Füße zu pflegen, suchen Sie sich eine Podologin und informieren Sie sie über Ihren Diabetes.

Hoffentlich haben wir Ihnen mit den vielen Hinweisen, was alles bei den Füßen schief gehen kann, nicht zu viel Angst gemacht. Das Thema Amputation ist nicht gerade erfreulich. Wir wollen Ihnen mit unseren Informationen helfen, Ihre Füße gesund zu halten und sich an ihnen zu erfreuen. Barfuß laufen (Vorsicht) oder mit bequemen, weichen und leichten Schuhen einen Spaziergang draußen in der Natur – was gibt es Schöneres? Und dann hinterher die Füße auszuruhen, zu entspannen, zu massieren, zu baden, einzucremen, das Lammfell der Hausschuhe zu spüren …

Ich teste mich selbst

Fragen zum Thema „Fußpflege"

Antworten ➤ 20.1

1. Wie häufig sollen die Füße bei vorhandener neuropathischer Veränderung kontrolliert werden?
   a) täglich
   b) wöchentlich
   c) monatlich

2. Wie lange sollte ein Fußbad maximal dauern?
   a) 1 Minute
   b) 3 Minuten
   c) 5 Minuten
   d) 10 Minuten
3. Wie lang sollen die Zehennägel sein?
   a) 1 mm kürzer als die Zehenkuppe
   b) mit der Zehenkuppe abschließen
   c) 1 mm länger als die Zehenkuppe
4. Womit sollen die Zehennägel gekürzt werden?
   a) Schere
   b) Nagelknipser
   c) Feile
   d) Nagelzange
5. Womit soll Hornhaut an den Füßen entfernt werden?
   a) Hornhautraspel
   b) Hornhauthobel
   c) Rasierklinge
   d) Bimsstein
   e) Hornhautfeile
6. Was ist die günstigste Tageszeit für den Schuhkauf?
   a) morgens
   b) mittags
   c) nachmittags
7. Was können Sie gegen kalte Füße tun?
   a) warme Wollsocken
   b) Wärmflasche
   c) Heizkissen
   d) Heizdecke
   e) Fußgymnastik
   f) heißes Fußbad

KAPITEL

17 Diabetes in Alltagssituationen

17.1 Diabetiker auf Reisen

Menschen mit Diabetes können genauso reisen wie andere Menschen. Auch Reisen in extreme Klimazonen oder mit großen körperlichen Belastungen sind möglich, wenn der Betroffene sich mit seinem Diabetes auskennt, wenn er alles Notwendige bei sich hat und einige Besonderheiten berücksichtigt. Weiter unten ist zusammengestellt, was Sie auf Reisen mit sich führen sollten.

Die gefährlichsten Situationen sind die Entgleisung des Stoffwechsels in die Ketoazidose und die schwere Unterzuckerung. Durch ungewohnte Nahrung und veränderte körperliche Aktivität kann der Blutzucker nicht immer im Normalbereich gehalten werden. Durch die Selbstkontrolle, die Insulinanpassung und durch die Zufuhr von Traubenzucker können unerwünschte Abweichungen jedoch immer wieder korrigiert werden, sodass man Blutzuckerprobleme meist selbst bewältigen kann. Zu Ihrer eigenen Sicherheit, besonders wenn Sie allein reisen, ist es nützlich, einen Diabetikerausweis bei sich zu führen, der Notfallhinweise auch in der Landessprache enthält. Ebenso empfiehlt es sich, eine vom Arzt unterschriebene Liste mit den von Ihnen benötigten Therapie-

Utensilien mit sich zu führen, damit Sie bei Grenzkontrollen keine Schwierigkeiten bekommen. Gehen Sie keine unnötigen Risiken ein. Bei Reisen mit Partnern sollten Sie auch Ihr Glukagon mitnehmen, damit Ihnen im Notfall einer schweren Unterzuckerung von einem Menschen Ihres Vertrauens schnell geholfen werden kann.

Ernährung

Es empfiehlt sich, den Kohlenhydratgehalt von Nahrungsmitteln und Gerichten in fernen Ländern vor einer Reise zu erkunden und entsprechende Tabellen mitzunehmen. Ansonsten muss man es vor Ort durch Selbstkontrollen austesten. Eine grobe Einordnung ist durch den Vergleich mit ähnlichen bekannten Nahrungsmitteln meist möglich. Wer sehr unsicher ist, kann mit Hilfe des Diabetes-Journals und des Deutschen Diabetiker Bundes andere Betroffene finden, die diese Länder schon bereist haben.

Insulin

Das im Gebrauch befindliche Insulin wird wie sonst am Körper getragen (oder in der Tasche, im Rucksack). Insulin sollte sowohl vor starker Sonneneinstrahlung als auch vor Frost geschützt werden (➤ 5.1). Falls das Insulin in seiner Wirkung verändert sein sollte, können Sie meist ein ähnliches Insulin im Land erwerben, mit dem Sie sich vorübergehend helfen können. Beachten Sie aber die Konzentration des Insulins! Führen Sie ausreichend Insulin und Spritzen als Reserve mit. Sicherheitshalber sollten Sie das Insulin und alles, was Sie sonst für die Diabetestherapie benötigen, im Handgepäck bei sich führen (Diebstahl, Koffer kommen abhanden).

Flugreisen

Bei Interkontinentalreisen verändert sich die Tageslänge je nach Flugrichtung: Verlängerung bei Flügen in den Westen, Verkürzung in den Osten. Am einfachsten ist es, den basalen Insulinbedarf für verkürzte Tage oder Extra-Stunden mit kurzwirkendem Insulin abzudecken, damit kein „Insulinloch" entsteht. Spritzen Sie etwa alle 3–4 Stunden kurzwirkendes Insulin für den basalen Insulinbedarf (zu dem jeweiligen Mahlzeiteninsulin dazu). Etwaige Ausrutscher des Blutzuckers haben Sie spätestens am Zielort bald wieder im Griff. Stellen Sie sich bei der Ankunft mit der Therapie gleich auf die Ortszeit um.

Besonderheiten im Urlaub

Ihr Insulinbedarf hängt wie zu Hause auch von Ernährung und Bewegung ab. Beachten Sie bitte, dass Sie bei längerfristigen sportlichen Aktivitäten (z. B. Skiurlaub, Bergwandern) evenutell alle Insulinmengen drastisch reduzieren müssen (➤ 12.5), um Unterzuckerungen zu vermeiden. Trotzdem müssen Sie dann oft noch mehr essen als sonst. Mit Hilfe der Selbstkontrolle lässt sich das gut abschätzen. Haben Sie einen körperlich anstrengenden Beruf und bewegen sich im Urlaub weniger, so erhöht sich der Insulinbedarf im Urlaub meist.

Große Hitze beschleunigt die Insulinwirkung im Körper, was zu unerwarteten Unterzuckerungen führen kann. Bedenken Sie auch die Gefahr schwerer Unterzuckerungen durch größere Mengen von Alkohol, gehen Sie keine unnötigen Risiken ein.

Probleme können auch durch Erkrankungen entstehen. Bei Infektionen mit Erbrechen/Durchfall verfahren Sie bitte wie in ➤ 8.7.1 und ➤ 8.7.2 beschrieben, ebenso bei einer Erhöhung der Insulinmengen aufgrund von Fieber.

Was insulinspritzende Diabetiker bei Reisen ins Ausland mitnehmen sollten

Handgepäck

- ausreichenden Insulinvorrat
- bei Pumpenbehandlung: notwendiges Zubehör in ausreichender Menge
- Pen mit Nadelvorrat bzw. ausreichend Spritzen
- Blutzucker- und Keton-Teststreifen
- Blutzuckermessgerät, Reservebatterien
- Stechhilfe mit Lanzetten
- ausreichend Traubenzucker
- Zwischenmahlzeiten, falls erforderlich
- Diabetestagebuch
- eventuell Glukagon
- Diabetikerausweis in der Landessprache
- vom Arzt unterschriebene Liste der Therapie-Utensilien.

Hauptgepäck

- Spritzen oder Ersatz-Pen
- eventuell Gel-Kühlelement oder Thermosflasche, um das Insulin während der Reise und am Urlaubsort vor extremen Temperaturen zu schützen
- KE-Tabelle.

Bei Inlandsurlaub

Nehmen Sie die Versicherungskarte Ihrer Krankenversicherung mit, eventuell auch ein Rezept für Insulin.

Bei Auslandsurlaub

Setzen Sie sich mit Ihrer Krankenkasse in Verbindung. In vielen Ländern müssen Arzt-, Arznei- und Krankenhauskosten selbst bezahlt werden. Der Rücktransport bei schwerer Erkrankung nach Deutschland wird von den Kassen nicht bezahlt (Reisekrankenversicherung abschließen? Ist Reisekrankenversicherung und Rücktransport eventuell über den Kreditkarten-Service abgedeckt?). Beschaffen Sie sich sicherheitshalber vom Arzt eine Bescheinigung über Ihre Diabetesbehandlung.

17.2 Mit Diabetes im Krankenhaus

Wann immer Sie in der Lage sind, Ihre Behandlung selbst durchzuführen, besprechen Sie dies mit den zuständigen Ärzten und dem Pflegepersonal und führen Sie alles so durch, wie Sie es von zu Hause gewöhnt sind. Erklären Sie dem Personal, dass Sie geschult sind und die Behandlung weiterhin selbst durchführen können und möchten. Treffen Sie Vereinbarungen, wenn und wobei Sie Hilfe bei der Durchführung Ihrer Therapie – wenn auch nur vorübergehend – benötigen.

In vielen Krankenhäusern gibt es eine Diabetesabteilung, die bei Fragen und Problemen im Zusammenhang mit Ihrer akuten Erkrankung und dem Diabetes hinzugezogen werden kann.

Ist eine Narkose notwendig und geplant, dann besprechen Sie mit dem Anästhesisten und dem für Sie zuständigen Arzt im Aufklärungsgespräch das Vorgehen während des Eingriffs. Teilen Sie auch dort mit, dass Sie sich mit der Behandlung Ihres Diabetes auskennen. Nicht immer kennt sich der Arzt mit der von Ihnen durchgeführten Therapie aus. Versuchen Sie im Gespräch klarzumachen, dass Sie der Experte für Ihre eigene Therapie sind. Klären Sie vor allem, dass Sie als Typ-1-Diabetiker auf die Grundversorgung mit Insulin angewiesen sind. Oftmals kann das Verzögerungsinsulin wie üblich gespritzt werden. Falls Sie sich unsicher sind, bitten Sie jemanden aus der Diabetesabteilung, der die diesbezüglichen Gewohnheiten des Krankenhauses kennt, zum Gespräch dazu. Achten Sie darauf, dass das besprochene Vorgehen schriftlich auf dem Aufklärungsbogen festgehalten wird, da möglicherweise am Tag des Eingriffs anderes Personal für Sie zuständig ist, das möglicherweise nicht über diese Absprachen Bescheid weiß.

Wenn sich bei Ihrem Aufenthalt zeigt, dass sich das Personal nicht an die Vorabsprachen hält, weisen Sie darauf hin und versuchen Sie, berechtigte Interessen durchzusetzen. Klare Forderungen können Ihnen manchen Ärger ersparen. Konflikte gibt es oft über die Ernährung. Machen Sie deutlich, dass Sie in der Lage sind, über Ihre Essensgewohnheiten selbst zu entscheiden. Meist ist es leichter, wenn Sie Normalkost bestellen und daraus auswählen.

Es ist wichtig, alles ins Krankenhaus mitzunehmen, was über Ihre gesundheitliche Situation als Diabetiker Auskunft gibt (z. B. Aufzeichnungen, Untersuchungsberichte, Gesundheits-Pass Diabetes, eventuell Röntgenaufnahmen) und was Sie zur Diabetesbehandlung brauchen. Dazu gehört auch der Traubenzucker in Griffweite Ihres Bettes.

Können Sie Ihre Therapie über einen gewissen Zeitraum nicht selbst durchführen, dann wird wahrscheinlich eine Therapieform angewendet, die auf der jeweiligen Station üblich ist. Vielleicht werden dabei auch andere Insuline eingesetzt als die, die Sie sonst verwenden. Meistens kommt es bereits durch die anderen Umstände (andere Essenszeiten, Änderung des Tagesablaufs, weniger Bewegung, anderer Insulinbedarf durch akute Erkrankung) zu Schwankungen in Ihrem Blutzuckerverlauf. Passen Sie die Therapie so an wie in ➤ 8 beschrieben. Trotzdem sind Schwankungen in der Einstellung oft nicht vermeidbar, dies ist aber über den kurzen Zeitraum nicht bedenklich.

Versuchen Sie auch in diesem Fall, Absprachen mit dem Pflegepersonal und den behandelnden Ärzten zu treffen und ziehen Sie Hilfe durch erfahrenes Diabetespersonal hinzu. Sobald es für Sie möglich ist und Sie sich dazu in der Lage fühlen, übernehmen Sie Ihre Therapie wieder selbst.

17.3 Sozialrechtliche Aspekte des Diabetes

17.3.1 Sonderrechte für Menschen mit Diabetes?

Ziel der modernen Diabetestherapie ist es, die Selbstständigkeit, Unabhängigkeit und Leistungsfähigkeit der Betroffenen so weit wie möglich zu erhalten. Dazu gehört auch die Integration in Gesellschaft und Berufswelt.

Viele Menschen mit Diabetes erleben trotzdem Diskriminierungen aufgrund ihrer Erkrankung. Dies geschieht z. B., wenn allein das Vorhandensein des Diabetes als alleinige Begründung für Einschränkungen bei Berufswahl oder Berufsausübung herangezogen wird, statt auf die Gegebenheiten des Einzelfalles einzugehen.

Grundsätzlich ist es deshalb sinnvoll, über die eigenen Rechte Bescheid zu wissen, um diese durchzusetzen. In vielen Fällen erweisen sich Bestimmungen, die vom Gesetzgeber eigentlich als Schutz vor Benachteiligungen erlassen wurden, als ein zweischneidiges Schwert: Einerseits sollen Diabetiker durch zusätzliche Hilfen gleiche Chancen wie Nichtdiabetiker erhalten, andererseits erfahren sie dadurch eventuell Diskriminierungen oder werden im Berufsleben benachteiligt.

Als Beispiel sei hier das Schwerbehindertengesetz SGB IX genannt: Bei der Entscheidung, ob ein Antrag auf Anerkennung eines Grades der Behinderung gestellt wird, sollten die Argumente pro und contra gut gegeneinander abgewogen werden (siehe dazu ➤ 17.3.3). Insbesondere sollten auch die langfristigen Folgen bedacht werden.

Das Schwerbehindertengesetz hat eigentlich zum Ziel, die Eingliederung von Menschen mit Behinderung zu verbessern, der erlebte Alltag sieht allerdings nicht immer so aus.

Rechtliche Regelungen sollten vor allem im Zusammenhang mit Berufstätigkeit von Diabetikern, dem Führen von Kraftfahrzeugen und beim Abschluss von Versicherungen beachtet werden. Diese Themen können hier nur überblickartig dargestellt werden. Im konkreten Fall kann man Experten (Fachanwälte, Versichertenälteste oder Sozialexperten des Deutschen Diabetiker Bundes) um Rat bitten.

17.3.2 Diabetes und Beruf

Menschen mit Diabetes können dank moderner Therapiekonzepte bei guter Einstellung nahezu alle Berufe und Tätigkeiten ausüben, zu denen sie nach Neigung, Begabung, praktischen Fähigkeiten und Ausbildung geeignet sind. Einschränkungen der Berufseignung können allerdings bei schwerwiegenden gesundheitlichen Einschränkungen wie Folge- oder Begleiterkrankungen vorliegen. Die früher üblichen Warnungen vor bestimmten Berufen (z. B. Koch, Konditor) oder die Empfehlung einiger weniger Berufe als besonders „diabetikergeeignet" sind überholt, erweisen sich heute als grundlose Bevormundungen und stehen im Widerspruch zu rechtlichen Regelungen. Das Arbeitsschutzgesetz verlangt eine individuelle und diskriminierungsfreie Beurteilung von Menschen in ihrem Arbeitsumfeld.

Wer sich als Diabetiker ungerechtfertigten Benachteiligungen ausgesetzt sieht, sollte sich nicht scheuen, sich auch juristisch dagegen zu wehren. Im Rahmen eines Einstellungsgespräches kann der Arbeitgeber selbstverständlich nach beruflichen und fachlichen Fähigkeiten, Kenntnissen und Erfahrungen im Hinblick auf die auszuübende Tätigkeit fragen.

Fragen nach dem Gesundheitszustand sind dagegen nur im Rahmen einer ärztlichen Einstellungsuntersuchung und auch dort nur eingeschränkt möglich. Sie haben sich auf Fragen der Eignung (Tauglichkeit) und der Vorsorge (Belastungen durch die Tätigkeit) im Rahmen der Fürsorgepflicht des Unternehmers zu beschränken. Es ist daher in der Regel weder sinnvoll noch notwendig, als Bewerber von sich aus auf einen Diabetes hinzuweisen.

Bei der arbeitsmedizinischen Untersuchung sollte ein Diabetiker seine Erkrankung angeben. Der Betriebsarzt unterliegt der ärztlichen Schweigepflicht. Seine Mitteilung an den Arbeitgeber umfasst die Berufseignung, Einschränkungen oder Auflagen. Ein Arbeitgeber kann eine Einstellung vom Ergebnis der arbeitsmedizinischen Untersuchung abhängig machen.

Auch bei bestehenden Arbeitsverhältnissen können schwerwiegende gesundheitliche Veränderungen ein Handeln nötig machen: Das Arbeitsschutzgesetz schreibt vor, dass Gefährdungen für die Sicherheit und Gesundheit dem Arbeitgeber zu melden sind. Der wichtigste Ansprechpartner ist auch hier der Betriebsarzt.

In den von der Deutschen Diabetes-Gesellschaft regelmäßig aktualisierten Berufsempfehlungen (erhältlich auf der Internetseite der Deutschen Diabetes-Gesellschaft, www.deutsche-diabetes-gesellschaft.de) wird ausdrücklich eine individuelle, an den Neigungen und Begabungen orientierte Berufsberatung betont. Die frühere „defizitorientierte Beratung" wurde abgelöst durch eine „ressourcenorientierte" (d. h. an den persönlichen Voraussetzungen orientierte), stets individuelle Beratung. Sie muss allerdings Rechtsnormen und Vorschriften, wie z. B. berufsgenossenschaftliche Grundsätze, berücksichtigen. Auch ist es ein Unterschied, ob eine Person mit Diabetes als Berufsanfänger einen Beruf erlernen möchte oder mit vielen Jahren Berufserfahrung plötzlich Diabetes bekommt und sich nun die Frage stellt, ob er seinen Beruf weiterhin ausüben kann. Grundsätzlich ist es sinnvoll, wenn der Betroffene mit seinen Beratern (Diabetologe, Betriebsarzt) spricht, wenn im Zusammenhang mit Berufsausübung und Diabetes Gefährdungen oder Risiken erkennbar sind.

Folgendes sollte geklärt werden:

- Welche krankheitsspezifischen Risiken gibt es (z. B. Selbst- und Fremdgefährdung bei plötzlichen oder schweren Unterzuckerungen, Überzuckerungen, Probleme durch Folgeerkrankungen)?
- Welche tätigkeitsspezifischen Risiken sind abzuwägen (z. B. nicht vorausplanbarer Tagesablauf, Arbeiten in großer Hitze, Kälte, im Überdruck; Schutzkleidung, die Selbstkontrolle oder Traubenzuckereinnahme erschwert)?
- Welche individuellen Kompensationsmöglichkeiten hat der Betroffene (z. B. Verbesserung der Hypowahrnehmung durch ein spezielles Training, sorgfältige Stoffwechselkontrolle, Vermeidung von Stoffwechselentgleisung durch Schulung, Therapieumstellung)?

Grundsätzlich können all jene Tätigkeiten für Diabetiker problematisch sein, bei denen ein erhöhtes Unfallrisiko mit einem entgleisten Diabetes oder einem erhöhten Risiko für schwere Unterzuckerungen oder durch Folgeerkrankungen zusammentrifft und dadurch eine Gefährdung der eigenen Person oder anderer Menschen möglich ist.

Zur Einschätzung der Situation und zur Beurteilung der beruflichen Möglichkeiten ist eine enge Zusammenarbeit zwischen dem Diabetiker und dem Behandlungsteam sowie dem Betriebsarzt unerlässlich. In vielen Fällen kann eine Optimierung der Diabeteseinstellung, die Teilnahme an einer Schulung oder ein Unterzuckerungswahrnehmungstraining die Ausgangssituation deutlich verbessern.

Aufgrund beamtenrechtlicher Bestimmungen werden Diabetiker in der Regel nicht zur Ausbildung im Polizeidienst zugelassen. Erkrankt ein Polizist mit Berufserfahrung an Diabetes, kann er den Beruf in vielen Fällen unter bestimmten Voraussetzungen weiter ausüben.

Bei Zeit- oder Berufssoldaten erfolgt die weitere Verwendung (z. B. im Innendienst) aufgrund eines truppenärztlichen Attestes.

Für den öffentlichen Dienst, speziell die Verbeamtung, liegen Richtlinien des Bundesinnenministers und der Länder vor, nach denen Diabetiker eingestellt werden können, deren Stoffwechselstörung auf Dauer gut einstellbar ist. Die Übernahme in ein Beamtenverhältnis erfolgt nur, wenn aufgrund einer amtsärztlichen Untersuchung keine Bedenken vorliegen. Bei schwerwiegenden gesundheitlichen Beeinträchtigungen – etwa Folgeschäden – wird eine Verbeamtung oft abgelehnt. Ein Angestelltenverhältnis ist aber in vielen Fällen möglich. Bei Vorliegen eines Schwerbehindertengrades ist eine Verbeamtung im Einzelfall leichter zu erreichen, da hier andere Maßstäbe gelten.

An Berufskraftfahrer werden hohe gesundheitliche Anforderungen hinsichtlich der körperlichen Leistungsfähigkeit, des Reaktionsvermögens und der Belastbarkeit gestellt. Das gilt natürlich auch für

Kraftfahrer mit Diabetes mellitus. Entscheidende Voraussetzung für die Fahrtauglichkeit ist eine gute Stoffwechseleinstellung ohne schwere Unterzuckerungen, der sichere Umgang mit der Therapie und regelmäßige ärztliche Untersuchungen.

Schicht- und Akkordarbeit ist auch Diabetikern, besonders bei BBT, möglich. Die BBT erlaubt es ihnen, je nach Arbeitsbelastung und zeitlichen Rhythmen Insulindosen und Ernährung zu verändern. Schichtarbeit ist allerdings nur dann ohne Verschlechterung der Stoffwechsellage möglich – besonders bei häufig wechselnden Schichten –, wenn der Betroffene gut geschult und in der Lage ist, seine Insulintherapie den Schichtbedingungen anzupassen.

Bedauerlicherweise gibt es immer noch Berufsbereiche, die Diabetiker traditionell grundsätzlich nicht einstellen oder weiterbeschäftigen, z. B. die Seeschifffahrt (Matrosen, Ingenieure) oder Luftfahrtunternehmen, die Flugbegleiter mit Diabetes für nicht geeignet halten.

Wenn Sie sich unklar sind, wie der Beruf mit einer guten Diabetestherapie in Einklang zu bringen ist, besprechen Sie mit dem Diabetesteam die Besonderheiten Ihres Arbeitsplatzes, die Abläufe und Risikosituationen. Klären Sie, ob die Möglichkeit besteht, am Arbeitsplatz bei Bedarf den Blutzucker zu messen und Insulin zu spritzen. Auch wenn es die BBT erlaubt, die Therapie auf die Arbeitssituation abzustimmen, passen Arbeitsbedingungen und Diabetes selten perfekt zusammen. Sie sollten die Möglichkeit haben, auch während der Arbeit eine gute Therapie beizubehalten. Falls Sie nicht sicher sind, ob Sie Unterzuckerungen immer rechtzeitig bemerken und behandeln können, überlegen Sie, welche Risiken daraus für Sie selbst und andere entstehen können, und treffen Sie vor allem Vorsorge, Unterzuckerungen zu vermeiden. Informieren Sie Kollegen über die Erste Hilfe in einem Notfall und prüfen Sie, ob es möglich ist, dass Ihnen ein Mensch Ihres Vertrauens Glukagon spritzen kann.

Besonders bei schwerwiegenden Gesundheitsproblemen mit längeren Fehlzeiten machen sich viele Arbeitnehmer Gedanken wegen einer drohenden Kündigung. Diese kann in der Regel nach sorgfältiger Abwägung der beiderseitigen Interessen nur erfolgen, wenn sie in der Person des Arbeitnehmers begründet ist (Vergehen, Verlust des Vertrauensschutzes) oder ökonomische Gründe (lange krankheitsbedingte Ausfälle) zu erheblichen wirtschaftlichen Nachteilen für das Unternehmen führen. Das Schwerbehindertengesetz schreibt – auch bei Menschen ohne Behindertengrad – bei drohendem krankheits- oder behinderungsbedingtem Verlust des Arbeitsplatzes ein sogenanntes Betriebliches Eingliederungsmanagement (BEM) vor. Ziel des BEM ist es, Kündigungen zu verhindern und anforderungsgerechte Arbeitsplätze zu schaffen. Mit Hilfe des BEM soll eine schrittweise berufliche Eingliederung erleichtert werden.

17.3.3 Feststellung einer Behinderung

Diabetiker können als chronisch Kranke bei ihrem zuständigen Versorgungsamt die Anerkennung als Behinderter im Sinne des Schwerbehindertenrechts (SGB IX) beantragen. Die Auswirkung einer Behinderung wird in „Grad der Behinderung“ (GdB) ausgedrückt, und zwar auf einer Skala von 5 bis 100.

„Schwerbehindert“ ist ein Diabetiker, wenn der GdB mindestens 50 beträgt. In ➤ Tab. 17.1 haben wir die Zuerkennung bei Diabetes mellitus gemäß den aktuellen versorgungsmedizinischen Grundsätzen von 2010 aufgeführt. Diese berücksichtigen im Gegensatz zu den zuvor geltenden Grundsätzen auch den Aufwand, den die Therapie mit sich bringt. Dieser muss sorgfältig dokumentiert werden. Des Weiteren wird das Ausmaß der „Teilhabebeeinträchtigung“ (Einschnitte in der Lebensführung) durch den Therapieaufwand als weiteres Kriterium der Einstufungshöhe betont.

Aus den Urteilen des Bundessozialgerichtes geht hervor, dass der Therapieaufwand allein nicht ausreicht, um eine Schwerbehinderteneigenschaft zu begründen. Der Diabetiker müsse dazu erheblich in seiner Lebensführung beeinträchtigt sein. Sinnvoll ist es deshalb, in der Antragstellung sehr ausführlich zu beschreiben, inwieweit man im täglichen Leben beeinträchtigt ist. Hinweise dazu finden Sie im Internet unter www.diabetes-und-recht.de.

Liegen mehrere Behinderungen vor, z. B. aufgrund von Folgeerkrankungen oder durch zusätzlich zum Diabetes bestehende Erkrankungen, wird der GdB durch die Beurteilung der Auswirkungen in ihrer Gesamtheit festgelegt.

Je nach dem Grad der festgestellten Behinderung gibt es die Möglichkeit, sogenannte „Nachteilsausgleiche“ in Anspruch zu nehmen, sowohl im steuerlichen als auch im sozial- und arbeitsrechtlichen Bereich. In besonderen Fällen (z. B. bei schwerer Gehbehinderung, Erblindung oder Hilfsbedürftigkeit) kann das Integrationsamt auch sogenannte „Merkzeichen“ vergeben. Sie ermöglichen dem Ausweisinhaber, besondere Nachteilsausgleiche zu beantragen, z. B. KFZ-Steuerermäßigung, Freifahrt im öffentlichen Personennahverkehr, Parkerleichterung.

Schwerbehinderte im Berufsleben haben z. B. einen besonderen Kündigungsschutz und erhalten Zusatzurlaub von einer Arbeitswo-

Tab. 17.1 Zuerkennung des Grades der Behinderung bei Diabetes mellitus

Diabetes mellitus	Grad der Behinderung (GdB)
Die an Diabetes erkrankten Menschen, deren Therapie eine Hypoglykämie auslösen kann und die durch Einschnitte in der Lebensführung beeinträchtigt sind, erleiden durch den Therapieaufwand eine signifikante Teilhabebeeinträchtigung.	20
Die an Diabetes erkrankten Menschen, deren Therapie eine Hypoglykämie auslösen kann, die mindestens einmal täglich eine dokumentierte Überprüfung des Blutzuckers selbst durchführen müssen und durch weitere Einschnitte in der Lebensführung beeinträchtigt sind, erleiden je nach Ausmaß des Therapieaufwands und der Güte der Stoffwechseleinstellung eine stärkere Teilhabebeeinträchtigung.	30–40
Die an Diabetes erkrankten Menschen, die eine Insulintherapie mit täglich mindestens 4 Insulininjektionen durchführen, wobei die Insulindosis in Abhängigkeit vom aktuellen Blutzucker, der folgenden Mahlzeit und der körperlichen Belastung selbstständig variiert werden muss, und durch erhebliche Einschnitte gravierend in der Lebensführung beeinträchtigt sind, erleiden auf Grund dieses Therapieaufwands eine ausgeprägte Teilhabebeeinträchtigung. Die Blutzuckerselbstmessungen und Insulindosen (bzw. Insulingaben über die Insulinpumpe) müssen dokumentiert sein.	50
Außergewöhnlich schwer regulierbare Stoffwechsellagen können jeweils höhere GdB-Werte bedingen.	

che, sie können sich von Mehrarbeit freistellen lassen und im Rahmen der Arbeitsplatzsicherung begleitende Hilfen in Anspruch nehmen. Ein Diabetiker mit einem GdB von 30 kann bei der Agentur für Arbeit die „Gleichstellung" mit einem Schwerbehinderten beantragen, wenn er ohne die Gleichstellung einen Arbeitsplatz nicht behalten oder nicht bekommen kann. Er bekommt aber keinen Zusatzurlaub wie ein Schwerbehinderter.

Weil die Zahl der arbeitslosen Schwerbehinderten trotz der Hilfen durch das Schwerbehindertenrecht eher zunimmt, sollten insbesondere junge Menschen sorgfältig das Für und Wider des Schwerbehindertenstatus abwägen, da es sich um eine Entscheidung mit längerfristigen Konsequenzen handelt. Zwar verpflichtet das Gesetz alle Arbeitgeber ab einer Beschäftigtenzahl von 20, mindestens 5 % der Arbeitsplätze mit Schwerbehinderten zu besetzen. Manche Arbeitgeber zahlen jedoch lieber eine monatliche Ausgleichsabgabe, als schwerbehinderte Mitarbeiter einzustellen.

Aufgrund des 2006 in Kraft getretenen Allgemeinen Gleichstellungsgesetzes (AGG) sind Fragen nach einem Schwerbehindertenstatus im Einstellungsverfahren nicht zulässig. Eine wahrheitswidrige Beantwortung entsprechender Fragen ist möglich. Allerdings können Arbeitnehmerrechte – wie z. B. der besondere Kündigungsschutz oder Zusatzurlaub – nur in Anspruch genommen werden, wenn der Betrieb rechtzeitig informiert wurde. Hier gibt es eine rechtliche Grauzone. Sinnvoll ist es, sich vor der Antragstellung z. B. bei der Schwerbehindertenvertretung seines Betriebs und bei der Integrationsbehörde zu informieren.

Eine Rückgabe des Ausweises oder ein Verzicht auf den Schwerbehindertenstatus ist schwierig, aber nicht unmöglich. Wenn sich der Schwerbehindertenstatus als Einstellungshindernis erweist, besteht die Möglichkeit, einen Neufeststellungsantrag auf einen GdB unter 30 zu stellen. Lassen Sie sich vom Versorgungsamt beraten. Bei schwierigen Entscheidungen kann auch ein Anwalt mit speziellen Kenntnissen im Behindertenrecht helfen.

Im Rahmen der Einkommensteuergesetzgebung können Steuerfreibeträge geltend gemacht werden, deren Höhe mit dem GdB ansteigt. Bei einem GdB von mindestens 50 wird in jedem Fall ein Pauschbetrag gewährt, bei einem GdB unter 50 nur dann, wenn die Behinderung die Beweglichkeit erkennbar beeinträchtigt, durch Berufskrankheit hervorgerufen wurde oder zum Bezug einer Rente berechtigt. Dies ist bei Diabetes in der Regel nicht der Fall. Kommen zu einem GdB von mindestens 25 das Ausweismerkmal Bl (blind) oder H (hilflos) hinzu, so erhöht sich der Pauschbetrag deutlich. Eltern können den Steuerfreibetrag ihres diabetischen Kindes (das grundsätzlich als „hilflos" eingestuft wird) auf sich übertragen lassen. Die jeweils geltenden Freibeträge erfahren Sie beim Finanzamt.

Laut SGB IX können behinderten Arbeitnehmern „begleitende Hilfen" in Form von Beratung, aber auch durch Geldleistungen (z. B. für technische Hilfen und Fortbildungsmaßnahmen) gewährt werden. Dazu gehören auch Ausbildungskosten- und Gehaltszuschüsse für die Arbeitgeber sowie Kostenübernahme für die behindertengerechte Ausstattung der Arbeitsplätze. Da sich die Arbeitgeber nicht immer die Mühe machen, sich nach möglichen Zuschusszahlungen zu erkundigen, sollte dies der Diabetiker selbst tun. Professionelle Hilfe bieten hierbei die „Integrationsfachdienste", deren Aufgabe darin besteht,

Menschen mit Schwerbehinderung im Berufsleben zu beraten und zu unterstützen. Sprechen Sie auch die in Ihrem Betrieb zuständigen Vertrauensperson für Schwerbehinderte an.

Vor allem bei stärkeren gesundheitlichen Einschränkungen kann es zu Problemen bei der Ausübung des Berufes kommen. Vielfach besteht dann Anspruch auf Leistungen der gesetzlichen Rentenversicherung oder der Agentur für Arbeit. Die Maßnahmen reichen von der Beratung bis hin zur Finanzierung von Reha-Maßnahmen (beipielsweise Qualifikationsmaßnahmen, Ausstattung mit Arbeitsmitteln oder finanzielle Zuschüsse an den Arbeitgeber). Ansprechpartner sind die Rehabilitationsstellen der Agentur für Arbeit und der Rentenversicherung. Unabhängig von den Maßnahmen aufgrund des SGB IX haben Diabetiker die Möglichkeit, über das Bundessozialhilfegesetz (SGB XII) Hilfen zu beantragen, z. B. zu einer angemessenen Schulausbildung oder zur Sicherung der Eingliederung in das Arbeitsleben. In Ausnahmefällen, wenn die Arbeitsfähigkeit des Diabetikers trotz aller Hilfsmaßnahmen nicht erhalten werden kann, kann eine vorzeitige Berentung eingeleitet werden.

17.3.4 Versicherungen

In der gesetzlichen Krankenversicherung haben Diabetiker bei gleichen Beiträgen die gleichen Leistungsansprüche wie andere Versicherte.

Lebens-, Sterbe- und private Krankenversicherungen verlangen von Diabetikern dagegen bei Abschluss des Vertrags in der Regel Risikozuschläge oder sie lehnen die Versicherung ganz ab. Durch gesetzliche Neuregelungen der letzten Jahre müssen die meisten Arbeitnehmer ihr Berufsunfähigkeitsrisiko selbst absichern. Leider sperren sich viele Versicherungsunternehmen dagegen, Diabetiker zu annehmbaren Konditionen zu versichern. Oft ist eine direkte Anfrage beim Versicherungsunternehmen nicht ratsam, weil der Versicherungsnehmer dann persönliche Daten angeben muss. Günstiger ist es, eine anonymisierte Anfrage über einen Versicherungsmakler durchzuführen, der die Angebote verschiedener Versicherungen einholt.

Bitte vergleichen Sie die Angebote und erkundigen Sie sich bei Verbraucherzentralen oder beim Bund der Versicherten (www.bundderversicherten.de) nach günstigen Möglichkeiten.

17.3.5 Führerschein

Mehrere Untersuchungen aus den vergangenen Jahren belegen, dass diabetische Autofahrer nicht mehr Verkehrsunfälle verursachen als Nichtdiabetiker. Andererseits entstehen Unfälle mit Diabetikern häufig im Zusammenhang mit Unterzuckerungen. Es hat demnach den Anschein, dass es nur deswegen nicht häufiger zu Unfällen durch Diabetiker kommt, weil es unter ihnen mehr vorsichtige Fahrer gibt, die den Leichtsinn anderer Fahrer aufwiegen. Diabetiker sollten als Autofahrer unbedingt Unterzuckerungen verhindern, wenn sie nicht sich und andere Menschen gefährden wollen (➤ Regeln für autofahrende Diabetiker).

Menschen mit Diabetes kann von den Verkehrsbehörden zur Auflage gemacht werden, sich in regelmäßigen Abständen in Bezug auf den gesundheitlichen Allgemeinzustand und auf diabetische Folgeerkrankungen untersuchen zu lassen, die die Fahrtauglichkeit behindern können (insbesondere Einschränkungen des Sehvermögens), und die Befunde vorzulegen.

Die Fahrerlaubnisverordnung ermöglicht beim Antrag auf einen Führerschein den Behörden die (rechtlich umstrittene) Regelanfrage nach einer Erkrankung, z. B. dem Vorliegen eines Diabetes mellitus. Meist wird dann ein Gutachten verlangt, das über die Fahreignung Auskunft gibt.

Da die Verwaltung der Führerscheinangelegenheiten den Kommunen übertragen wurde, wird in vielen Antragsformularen die Frage nach Vorliegen eines Diabetes auf unterschiedliche Weise gestellt. So kommt es dazu, dass in einigen Kommunen nicht nach dem Diabetes gefragt wird, in anderen ist die Beantwortung der gesundheitsbezogenen Fragen freiwillig. Wird die Frage nach Diabetes (ohne Hinweis auf Freiwilligkeit) gestellt, sollte man wahrheitsgemäß antworten oder mitteilen, dass man die Frage nicht beantworten will. Wissentlich falsche Angaben können zum Entzug der Fahrerlaubnis führen.

Voraussetzung für die Erteilung oder Verlängerung der Fahrerlaubnis sowie eventuelle Auflagen durch die Fahrerlaubnisbehörde für LKW oder Fahrgastbeförderung ist ein verkehrsmedizinisches Gutachten, in dem die Fahreignung bescheinigt wird. Konkret bedeutet dies, dass folgende Voraussetzungen erfüllt sein müssen:

- Nachweis einer guten stabilen Diabeteseinstellung und eines verantwortungsbewussten Umgangs mit dem Diabetes ohne schwere Unterzuckerungen anhand dokumentierter Blutzuckerselbstkontrollen (Tagebuch).

- Gute, sichere Wahrnehmung und konsequente Behandlung von Unterzuckerungen. Wiederholte Unterzuckerungen mit Bewusstlosigkeit in der jüngeren Vergangenheit schließen eine Fahreignung in der Regel aus.
- Keine erheblichen Gesundheitseinschränkungen durch Folge- oder Begleiterkrankungen.
- Regelmäßige verkehrsmedizinische und diabetologische Kontrolluntersuchungen.

Die ärztliche Untersuchung und Begutachtung soll laut Gesetz durch einen Verkehrsmediziner, einen Amtsarzt oder Arbeitsmediziner erfolgen, der nicht gleichzeitig behandelnder Arzt ist.

Wer seinen Führerschein vor dem 31.12.1998 erworben hat, darf im Rahmen der Besitzstandswahrung weiterhin Fahrzeuge der alten Führerscheinklasse III führen. Alle anderen Kraftfahrzeuge (PKW, Motorräder) dürfen Diabetiker führen, wenn sie die geforderten Auflagen erfüllen und wenn bei ihnen davon auszugehen ist, dass sie auftretende Unterzuckerungen bemerken und behandeln können.

Informieren Sie sich über die Regelungen der neuen Fahrerlaubnisklassen, die seit 1.1.2013 gelten.

Regeln für autofahrende Diabetiker

- Vermeiden Sie Unterzuckerungen am Steuer, damit Sie sich und andere nicht gefährden.
- Vermeiden Sie sehr hohe Blutzuckerwerte am Steuer, diese können die Konzentration verschlechtern.
- Vorsicht mit Autofahrten in den ersten Wochen nach der Diabetesfeststellung oder nach Stoffwechselneueinstellungen (Sehstörungen)! Lassen Sie sich im Zweifelsfall fahren.
- Testen Sie vor der Fahrt den Blutzucker: Unterzuckerungen mit Traubenzucker beseitigen und warten, bis wieder die volle Konzentrationsfähigkeit vorhanden ist; sicherheitshalber noch 1–2 KE essen, wenn der Blutzucker zu niedrig ist (150 mg/dl sind gut).
- Unterbrechen Sie bei den geringsten Anzeichen einer Unterzuckerung die Fahrt. Stellen Sie den Motor ab und ziehen Sie den Zündschlüssel ab. Essen Sie ausreichend Traubenzucker und warten Sie die sichere Überwindung des Zustands ab (30 Minuten Pause, bis die volle Konzentrationsfähigkeit wieder erreicht ist; Blutzuckerselbstkontrolle).
- Halten Sie im Auto immer ausreichende Mengen von Traubenzucker o. Ä. bereit.

- Nehmen Sie Brot, Obst oder Kekse mit. Essen Sie sicherheitshalber etwas zwischendurch, wenn Sie nicht sicher sind, dass der Blutzucker über 120 mg/dl liegt.
- Vorsicht am Morgen nach einer Feier mit Alkoholgenuss. Unterzuckerungsgefahr!
- Lassen Sie mindestens einmal pro Jahr die Sehkraft überprüfen.
- Es gelten die Ratschläge für vernünftiges Verhalten im Straßenverkehr wie bei Nichtdiabetikern: Defensiv fahren! Übermüdung vermeiden!

17.4 Interessenvertretungen

Deutscher Diabetiker-Bund (DDB)

Viele Fragen zu Alltagsproblemen bei Diabetes lassen sich im Gespräch mit anderen Diabetikern klären. Sie finden auch Ansprechpartner im Deutschen Diabetiker Bund, der größten Selbsthilfeorganisation für Diabetiker, die in allen Bundesländern und vielen Landesbezirken Selbsthilfegruppen unterhält. Von dort werden Veranstaltungen und öffentlichkeitswirksame Aktionen durchgeführt, die die Gruppen in eigenen Veranstaltungskalendern ankündigen. Die Anschriften der DDB-Landesverbände finden Sie im Internet oder über einen Anruf in der zentralen Geschäftsstelle.

Der DDB ist als gemeinnützig und als besonders förderungswürdig anerkannt. Er verfolgt den Zweck, die Gesundheit und soziale Rehabilitation von Diabetikern und Diabetikerinnen durch vielfältige Maßnahmen zu fördern, wobei er eine Zusammenarbeit mit Ärzten, Krankenkassen und Behörden anstrebt.

Mit Hilfe des Diabetikerbunds versuchen Diabetiker gemeinsam, berechtigte Interessen in die Öffentlichkeit zu bringen und politisch durchzusetzen. Bei vielen gesundheitspolitischen Entscheidungen wird die Stimme des DDB gehört und beachtet. Bei Problemen, auch im sozialrechtlichen Bereich, können Sie im DDB Rat und Unterstützung finden.

Die Insuliner

In der Selbsthilfeorganisation „Die Insuliner" sind meist jüngere insulinspritzende Menschen mit Diabetes organisiert. Sie verstehen sich als unabhängige und kritische Betroffene, für die der Erfahrungsaustausch und die Vermittlung von Wissen für den Alltag im Mittelpunkt stehen. Ihre Informationsplattform ist die Zeitschrift „Insuliner", die vierteljährlich erscheint. Außer den regionalen Aktivitäten findet einmal jährlich ein bundesweites Treffen mit Arbeitsgruppen und Vorträgen statt. Zudem kann man sich in Chatrooms austauschen (www.insuliner.de).

diabetesDE – Deutsche Diabetes-Hilfe

Diese Organisation entstand unter der Initiative des Verbandes der Diabetes-Beratungs-und Schulungsberufe in Deutschland (VDBD) und der Deutschen Diabetes-Gesellschaft (DDG). Sie versteht sich als Gesamtorganisation für Menschen mit Diabetes, Ärzte, Forscher und Diabetesberater.

Ziel ist, sich gemeinschaftlich für eine bessere Lebensqualität der Diabetiker einzusetzen und sich für den Kampf gegen die Entstehung von Diabetes zu engagieren.

Kernaufgaben sind die politische Interessenvertretung und eine breite Öffentlichkeitsarbeit. Außerdem dient sie den Menschen mit Diabetes und den Fachleuten als Informations- und Wissensplattform. Ausführliche Informationen erhalten Sie unter www.diabetesde.org.

KAPITEL

18 Gesund leben

Menschen mit chronischen Erkrankungen wird oft empfohlen, gesund zu leben, um ihre erhöhten Risiken durch die Erkrankung zu verringern. Diese Anregungen haben meist nicht direkt etwas mit der Erkrankung zu tun, auch wenn es manchmal so dargestellt wird. Aber andererseits: Wenn die Gesundheit schon beeinträchtigt ist, erscheint es naheliegend, auch allgemein mehr im Sinne eines gesunden Lebens zu tun. Viele Betroffene nehmen die Erkrankung zum Anlass, ihre Lebensweise zu überprüfen: auf eine gesunde Umwelt zu achten, ihre Zeit bewusster zu nutzen, sich gesünder zu ernähren, (mehr) Sport zu treiben, Stress und Belastungen zu reduzieren, ausreichend zu schlafen, Kontakte zu anderen Menschen zu verbessern. Wer auf diese Weise sein Leben nach eigenen Interessen bewusst umgestaltet, pflegt seine Gesundheit und fühlt sich langfristig wohler und zufriedener.

18.1 Anregungen von außen

Wir werden aus vielen Richtungen immer wieder zu einem gesünderen Leben ermahnt, geradezu gedrängt. Unser System der Krankenversicherung wird immer unbezahlbarer, die ökologische Bewegung rät zu einem schonenden Umgang mit der Umwelt und mit sich selbst, und schließlich verdienen viele Unternehmen durch Angebote zu einem gesünderen Leben ihr Geld. Leider verfehlen diese Versuche von außen meist ihr Ziel. Menschen wollen sich nicht hineinreden lassen, sie wollen selbst entscheiden. So ist es kaum verwunderlich, dass trotz aller Beeinflussungsversuche zu einer gesünderen Ernährung die Anzahl der Übergewichtigen in vielen Industrieländern immer weiter zunimmt. Das Leben gesünder zu führen, setzt eine eigene Entscheidung voraus, anders zu handeln als vorher.

Bernhard Geue hat in seinem Buch „Therapieziel Gesundheit" (Literaturhinweise > 20.3) viel Wissenswertes zu den Grundproblemen eines gesünderen Lebens zusammengetragen. Gesundheitsförderung werde, so sagt er, normalerweise nur unter dem Aspekt der Vermeidung von Krankheit gesehen und nicht als aktive Lebensgestaltung eines Menschen, der seine Gesundheitsrisiken und persönlichen Schwachstellen kennt und in sein Handeln einbezieht. Krankheit ist ein notwendiger Bestandteil menschlichen Lebens und wird es immer bleiben. Daher sei die viel zitierte Definition für Gesundheit der Weltgesundheitsorganisation als „Zustand vollkommenen körperlichen, psychischen und sozialen Wohlbefindens" utopisch und als Zielsetzung für den einzelnen Menschen unbrauchbar. Ein realistisches Ziel für jeden könne es dagegen sein, eine „bedingte Gesundheit" zu erreichen.

18.2 Gesundheit im Konflikt mit anderen Lebenszielen

Es heißt oft, dass jeder Mensch gesund leben wolle. Andere sagen, dass vielen Menschen die Gesundheit gleichgültig sei oder dass sie die Gesundheit erst dann ernst nähmen, wenn sie erkrankten. Belege gibt es für beide Auffassungen. Gesund zu leben, kann durchaus in Widerspruch treten mit anderen Lebenszielen, die normalerweise eher als ungesund eingestuft werden. Sie sind aber im Zusammenhang des Lebens wichtig und entfalten eine positive Wirkung: ein gewisses Maß an Belastungen und Stress; sich zeitweilig körperlich auf Hochtouren zu bringen; Abenteuer und Risiken zu erleben, z. B. auf Fernreisen. Schließlich ist der Genuss im Leben etwas unverzichtbar Positives, auch wenn das Konfekt oder Gläschen Sekt manchen Gesundheitsapostel schon zum Stirnrunzeln bringen.

Wie ein gesünderes Leben aussieht, ist in den Grundzügen vielen Menschen klar, in den Einzelheiten aber durchaus strittig. Die Wissenschaften liefern ständig neue Erkenntnisse darüber, was die Gesundheit fördert. Oft erfahren wir nach einer Zeit, in der wir etwas vermeintlich Gutes für die Gesundheit getan (oder Schlechtes unterlassen) haben, dass unser Bemühen nach neueren Erkenntnissen nicht nützlich oder sogar schädlich war (z. B. das Fett, das man früher auf Brandwunden zur Soforthilfe auftrug). Verschiedene Glaubensrichtungen und Denksysteme betonen ihre besonderen Werte für ein gesundes Leben. Auch wenn wir es also nie ganz genau wissen können – was wissen wir schon ganz genau? –, verzichten wir in der Regel nicht darauf, unser Leben auch im Hinblick auf unsere Gesundheit zu gestalten.

18.3 Gesundheit mit Augenmaß

Sein Leben an alle Gesundheitsempfehlungen anzupassen, ist praktisch gar nicht möglich, weil sich einige davon widersprechen. Man würde dabei vor lauter Selbstkontrolle die aktive Gestaltung des eigenen Lebens aus den Augen verlieren. Wer z. B. ein bestimmtes Niveau an Vorsorgemaßnahmen im Sinne der Gesundheit überschreitet, erhöht vielleicht sogar sein Gesundheitsrisiko, wird ängstlich und unzufrieden. Sich ständig zu kontrollieren, führt zu sozialer Ausgrenzung, was als solches schon „ungesund" wäre. Menschen sind zudem sehr verschieden, sodass ein sinnvoller Schritt eines Menschen in Richtung auf seine Gesundheit keineswegs auch für alle anderen sinnvoll sein muss. Sein Leben zu führen, bedeutet schließlich immer, bestimmte Risiken einzugehen, auch für die Gesundheit.

So kann gesundes Leben für den einzelnen Menschen eigentlich nur heißen, sich über gesundheitsförderliche Lebensformen zu informieren und die Dinge für sich auszuwählen und zu berücksichtigen, die er selbst im Sinne der eigenen Gesundheit für wichtig hält. Über Grundlinien einer gesunden Lebensführung besteht weitgehende Übereinstimmung. So hört man selten die Meinung, dass Überernährung oder das Rauchen die Gesundheit fördern könnten. Wir können oft „instinktiv" unterscheiden, was für unsere eigene Gesundheit besser wäre. Das betrifft vor allem seelische Bereiche: leistungsfähig zu sein, ohne im Dauerstress zu leben, sich entspannen und etwas genießen zu können, die Freizeit zur Erholung zu nutzen und immer wieder zur Zufriedenheit zurückzufinden. Oft hört man auch, dass jegliche Übertreibung oder einseitige Lebensweise die Gesundheit eher schädigen als ein „gesundes" Mittelmaß (Fernsehen, Genussmittel, Autofahren, Sport).

18.4 Selbst für die Gesundheit aktiv werden

Wie bei fast allen allgemeinen Regeln muss schließlich der Einzelne selbst entscheiden, was er will und was ihm zuträglich ist. Letztlich verbleibt dann für den Unterschied zwischen einem gesunden und weniger gesunden Leben nur, inwieweit der Einzelne sein Leben im Sinne seiner Gesundheit bewusst plant und führt, um leistungsfähig zu bleiben und sein Leben lange genießen zu können. Man kann davon ausgehen, dass dies in den meisten Fällen dem Menschen gut tut und auch tatsächlich seine Gesundheit fördert.

So ist es nur konsequent, wenn wir Ihnen hier keine speziellen Ratschläge zu einem gesünderen Leben erteilen wollen. Diese Buchseiten können wir Ihnen getrost ersparen, denn Sie finden selbst heraus, was für Sie gut ist. Informationen gibt es dazu zur Genüge. Im Rahmen der gesunden Ernährung haben wir unsere Grundlinien genannt. Es ist auch unstrittig, dass es die Gesundheit fördert, körperlich aktiv zu sein. Aber wie viel das im Einzelfall ist, sollten Sie nach Ihren Wünschen und Möglichkeiten entscheiden.

Eines wäre im Zusammenhang mit dem Diabetes besonders wichtig: vor lauter Diabetes nicht das Leben mit seinen Abenteuern, Herausforderungen und Genüssen aus den Augen zu verlieren und auch mit dem Diabetes gelassen zu bleiben und sich entspannen zu können.

KAPITEL

19 Wissenschaft und Gesundheitspolitik

Die folgenden Informationen haben nicht unmittelbar mit der Diabetestherapie zu tun, beeinflussen aber die Situation der Diabetesversorgung für alle Betroffenen. Wir geben Ihnen eine kurze Einführung in zentrale wissenschaftliche und gesundheitspolitische Fragen, die in Diskussionen über die Diabetestherapie eine wichtige Rolle spielen. Wenn Sie an diesen Themen interessiert sind, können Ihnen diese Informationen helfen, sich zu diesen Fragen selbst ein besseres Urteil zu bilden.

19.1 Diabetestherapie

Von einer modernen Diabetesbehandlung wird gefordert, dass sie wissenschaftlich begründet ist. Als Begründungen werden in der Fachdiskussion anerkannt:

- Ergebnisse wissenschaftlicher Studien
- auf klinischen Erfahrungen beruhende Empfehlungen anerkannter Experten
- wissenschaftlich begründete Überlegungen zur Funktionsweise des Körpers und zur Wirkung von Medikamenten.

Die Ergebnisse wissenschaftlicher Therapiestudien spielen heute für die Bewertung einer Behandlung die Hauptrolle. Solche Studien liegen aber nicht für jede Fragestellung vor. Beziehen sich Behandlungsempfehlungen ausschließlich auf die Ergebnisse anerkannter wissenschaftlicher Therapiestudien, spricht man von „Evidence-Based Medicine" („Erkenntnis-basierte Medizin").

Wenn Sie sich genauer mit der Behandlung des Diabetes beschäftigen, werden Sie bemerken, dass zu manchen Themen von Experten verschiedene oder sogar widersprüchliche Antworten gegeben werden. Wie ist dies möglich?

- Das Wissen verändert sich mit zunehmenden Erkenntnissen, die von Experten unterschiedlich aufgenommen und genutzt werden.
- Zu jedem Thema liegen viele Befunde vor, die von Experten erst gewichtet und bewertet werden müssen. Dies kann zu unterschiedlichen Ergebnissen und Meinungen führen.
- Es liegen zum Thema wenige gesicherte Erkenntnisse vor, sodass der Experte nur auf eigene Erfahrungen zurückgreifen kann. Besonders in diesem Fall entstehen in verschiedenen Zentren oft unterschiedliche Lehrmeinungen.

Es gibt zu wichtigen Themen des Diabetes kontroverse Auffassungen, über die auf Kongressen heftig diskutiert wird. Eine Lösung dieser Streitfragen ist oft schwierig, langwierig oder wird teilweise auch nicht erreicht, da klärende Studien sich lange hinziehen, teuer sind und oft neue Fragen aufwerfen. Aus ethischen Gründen sind viele Studien nicht durchführbar. Diese Situation wird dadurch noch viel komplizierter, dass viele Verbände eigene Interessen in die Diskussion einbringen, z. B. die Pharmaindustrie, die Krankenkassen, die Berufsverbände und schließlich auch die Betroffenen. Wenn Sie also keine klaren Antworten bekommen, so liegt das oft daran, dass die Dinge ziemlich verzwickt sind.

Stoßen Sie im Gespräch mit Ärzten oder Mitarbeitern von Diabetesteams auf Empfehlungen, die Sie einmal ganz anders gelernt haben oder die Sie widersprüchlich finden: Fragen Sie nach. Sie erfahren dann genauere Hintergründe und können selbst entscheiden, was für Sie plausibel ist. Das folgende Beispiel soll Ihnen einen Einblick in diese Komplexität geben.

Die Bedeutung postprandialer Blutzuckerwerte (Werte nach dem Essen)

Es ist bisher gesichert, dass jede Diabetesbehandlung, die den HbA1c-Wert senkt, auch das Risiko für diabetische Folgeerkrankungen senkt.

Eindeutig gilt dies für die Veränderungen an den Nieren, Augen und Nerven; für Veränderungen an den großen Gefäßen (Schlaganfälle, Herzinfarkte) ist es weniger gesichert. Da sich aber das Risiko für Folgeerkrankungen durch den HbA1c-Wert nicht vollständig vorhersagen lässt, sucht man immer wieder nach anderen Größen, die die Vorhersage verbessern.

In den letzten Jahren wurde besonders der Blutzuckerwert nach der Mahlzeit (postprandialer oder pp-Wert) als Risikofaktor für Folgeerkrankungen betrachtet und mit vielen Studien untersucht. Besonders die Pharmaindustrie hat ein starkes Interesse an der Klärung dieser Frage, da sie mehrere Medikamente anbietet, die die postprandialen Werte absenken.

Es ist jedoch extrem schwierig, Studien zu finden, die eine eindeutige Entscheidung über die Bedeutung postprandialer Werte erlauben. Einige Grundprobleme:

1. Alle bisherigen Studien wurden mit Personen durchgeführt, die ein erhöhtes Risiko für das Entstehen eines Typ-2-Diabetes hatten. Eine Übertragung der Studienergebnisse auf Typ-1-Diabetiker ist nicht ohne Weiteres möglich.
2. Eine Analyse der Ergebnisse aus der größten Studie bei Patienten mit Typ-1-Diabetes zeigt, dass Blutzuckerschwankungen, also auch postprandiale Blutzuckerausschläge, das Risiko für Diabeteskomplikationen nicht beeinflussen.
3. Selbst wenn über die Bedeutung der pp-Werte als Risikofaktor Einigkeit bestünde, kann daraus noch nicht abgeleitet werden, was bei einer Beeinflussung dieser Werte über längere Zeit der gesundheitliche Vorteil sein wird. Die klinische Forschung zeigt viele Beispiele, in denen der erhoffte Vorteil, z. T. auch durch Nebenwirkungen der Therapie, nicht eingetreten ist.

Zusammenfassend muss man aus den bisher vorliegenden Studien und Diskussionen folgern: Die Risikoverminderung für Folgeerkrankungen durch eine Senkung des HbA1c ist durch mehrere anerkannte Interventionsstudien (Langzeitstudien) bewiesen. Über die zusätzliche Wirkung einer Senkung postprandialer Werte liegen keine ausreichend aussagekräftigen Studien vor, sodass über den Nutzen einer solchen Therapie bisher keine Aussagen möglich sind. Dieser Nutzen wäre dann noch ins Verhältnis zu setzen zu den erhöhten Therapiekosten und einer verringerten Lebensqualität (Diät, zeitliche Reglementierungen, Medikamente).

19.2 Evidence-Based Medicine (EBM)

Dieser Begriff wurde in der gesundheitspolitischen Diskussion zum neuen Schlagwort: eine Therapie auf der Basis wissenschaftlicher Beweise. Ist heute eine Diabetestherapie vorstellbar, die in jedem Einzelfall aus anerkannten wissenschaftlichen Studien ableitbar ist? Wenn man betrachtet, wie wenige Streitfragen der Diabetestherapie heute durch Studien geklärt sind, wäre dies eine ganz unrealistische Vorstellung. Die meisten Fragen der Behandlung können bisher nur nach klinischen Erfahrungen beantwortet werden, und auch die Anwendung von Studienergebnissen auf den Einzelfall bedarf klinischer Erfahrung und Bewertung.

EBM kann dem einzelnen Arzt helfen, die Flut der wissenschaftlichen Publikationen zusammenzufassen und gesicherte Erkenntnisse daraus abzuleiten. Dadurch können neue wissenschaftliche Erkenntnisse schneller in den klinischen Alltag umgesetzt werden.

Die EBM stellt Therapien auf den Prüfstand. Manchmal zeigt sich, dass Behandlungsformen, von deren Wirkung man überzeugt war, bei genauerer Betrachtung des gesundheitlichen Nutzens, der Nebenwirkungen und der aufgewendeten Kosten anders bewertet werden müssen. Zum Beispiel ist die Gabe von Antibiotika bei einer Erkältung mit Husten (akute Bronchitis) nicht angezeigt. Die Dauer der Bronchitis wird dadurch nicht verkürzt, Antibiotika haben relativ häufig Nebenwirkungen, und es wird das Auftreten resistenter Bakterienstämme gefördert.

EBM hat neue Kriterien zur Bewertung von Studienergebnissen erarbeitet. Besonders bedeutsam ist die „Number Needed To Treat" (NNT) – die Anzahl der Personen, die behandelt werden müssen, um **einen** Erkrankungsfall zu verhindern. Sie kennzeichnet den Nutzen einer Therapie in Abhängigkeit von der Erkrankungshäufigkeit und Effektivität der Behandlung. In vielen Artikeln wird nur die relative Risikoreduktion angegeben, die nicht erkennen lässt, wie viele Personen keinen Nutzen durch die Therapie haben.

Ein Beispiel

Stellen Sie sich einen Fall 1 vor, bei dem von 100 Menschen im Laufe von 10 Jahren 20 Personen einen Herzinfarkt bekommen (Kontrollgruppe). Nimmt eine andere Gruppe über diese Zeit das Medikament M, so erkranken nur 10 Personen (Interventionsgruppe). Die relative Risikoreduktion bei den Behandelten beträgt dann 50 %.

Wenn im Fall 2 von den 100 Menschen in der Kontrollgruppe 2 Personen einen Herzinfarkt bekommen und in der Interventionsgruppe nur einer, ergibt sich die gleiche Risikoreduktion (50 %).

Im Fall 1 werden von 100 Personen 10 Menschen durch das Medikament vor einem Herzinfarkt geschützt, im Fall 2 von den 100 Menschen aber nur ein einziger. Die 50-prozentige Risikoreduktion in beiden Fällen lässt dies aber nicht erkennen. Die NNT zeigt den Unterschied: Im ersten Fall muss man nur 10 Menschen behandeln, um einen Herzinfarkt zu vermeiden (NNT = 10). Im Fall 2 muss man 100 Menschen behandeln, um einen Herzinfarkt zu vermeiden (NNT = 100). Effektive Therapien sind also durch niedrige NNT-Zahlen gekennzeichnet.

Für die Häufigkeit schwerer Nebenwirkungen kann auch die NNH (= Number Needed to Harm) errechnet werden. Sie gibt an, wie häufig diese schwere Nebenwirkung zu erwarten ist.

19.3 Leitlinien

Leitlinien sollen auf dem derzeitigen wissenschaftlichen Stand zur Diagnose und Behandlung einer Erkrankung Therapieempfehlungen geben. Die Deutsche Diabetes Gesellschaft hat zu den wesentlichen Fragen der Diabetestherapie Leitlinien erstellt. Es gibt auch eine Fassung für Betroffene.

Zu den Leitlinien wird eine intensive wissenschaftliche Diskussion geführt. Relative Einigkeit herrscht über die Bewertung der erforderlichen wissenschaftlichen Basis von Leitlinien und über die Notwendigkeit von Überarbeitungen nach festgelegten Zeiträumen. Strittig ist die Bedeutung von Leitlinien für die Therapie im Einzelfall: Kann der Arzt im Einzelfall von den Leitlinien abweichen? Macht er sich im Konfliktfall strafbar, wenn er von den Leitlinien abgewichen ist?

Die Grundidee von Leitlinien ist, die wissenschaftlichen Erkenntnisse zusammenzufassen und so jedem Arzt verfügbar zu machen. Kein Arzt kann alle Veröffentlichungen in seinem Spezialgebiet lesen und bewerten. So betrachtet sind Leitlinien eine Hilfe für den Arzt und damit Qualitätsgewinn für die Behandlung. Nur ein Bruchteil der Therapieempfehlungen in Leitlinien beruht jedoch auf wissenschaftlichen Beweisen. Und klinische Studien werden oft mit sehr ausgewählten Personengruppen durchgeführt, die frei von Begleiterkrankungen sind. Daher kann es aus ärztlicher Sicht manchmal notwendig sein, von den Empfehlungen abzuweichen, um eine optimale Behandlung für den Einzelfall zu finden.

In der Rechtsprechung ist es heutzutage jedoch so, dass Leitlinien den Charakter einer Norm angenommen haben. Sollte eine schwere Nebenwirkung einer Behandlung aufgetreten sein, wird geprüft, ob die Behandlung den Leitlinien entsprechend erfolgt ist. Bei Abweichungen sollte der Arzt begründen können, wieso die Leitlinie im Einzelfall nicht anzuwenden war.

Der Nutzen einer solchen Norm für den Patienten ist, dass er sich auf eine weitgehend überprüfte Behandlungsstrategie verlassen kann. Ärzte haben Befürchtungen, dass die Leitlinien die besondere Situation genau ihrer Patienten nicht beschreiben und so zu einer zwar leitliniengerechten, aber nicht optimalen Therapie führen können.

19.4 Gesundheit und Geld

Das Gesundheitswesen ist ein Wachstumsmarkt. Neue Therapien, erweiterte Operationsmöglichkeiten durch bessere Intensivmedizin, eine älter werdende Gesellschaft mit chronischen Krankheiten, die über Jahrzehnte gut behandelt werden können (Diabetes!), treiben aber auch die Kosten in die Höhe. Steigende Krankenkassenkosten sind die Folge. Die Versicherten werden mehr und mehr durch Zuzahlungen (z. B. zu Medikamenten oder Zahnersatz) oder Aufzahlungen (wenn es ein preiswerteres Medikament aus der gleichen Gruppe gibt) an den Kosten beteiligt. Auch zukünftige Kostensteigerungen im Gesundheitswesen werden vor allem durch die Versicherten zu finanzieren sein.

Ein wirtschaftlicher Umgang mit den Mitteln ist also auch im Gesundheitswesen nötig und nutzt letztlich allen. Niedergelassene Ärzte dürfen z. B. nur Therapien verordnen, die zugelassen, zweckmäßig und wirtschaftlich sind.

Die Kehrseite der Medaille kennen Sie als Versicherte aber sicher auch. Verordnet Ihr Hausarzt Insulin und Teststreifen oder müssen alle Rezepte vom Diabetologen ausgestellt werden? Gibt es Diskussionen über die Menge der Teststreifen, die Sie bekommen können? Erhalten Sie Ihre gewohnten Medikamente oder gibt die Apotheke mitunter ein anderes, wirkstoffgleiches Präparat aus?

Auf Bundesebene gibt es das Institut für Qualität und Wirtschaftlichkeit im Gesundheitswesen (IQWiG), das auf der Grundlage eigener

Literaturbewertung (im Sinne von EBM) bindende Empfehlungen für eine wirtschaftliche Verordnungsweise herausgibt. Zurzeit herrscht unter den Diabetologen die Auffassung vor, dass das IQWiG die Regeln der EBM zu strikt anwendet und damit die Ermessensspielräume der behandelnden Ärzte zu sehr einschränkt.

So wurde ein Vorteil der (teureren) Analoginsuline gegenüber den Humaninsulinen vom IQWiG verneint. Letztlich haben Rabattverträge der Insulinhersteller mit den Krankenkassen dazu geführt, dass Analoginsuline weiterhin verordnet werden.

19.5 Diabetes heilen?

19.5.1 Transplantation

Bei Typ-1-Diabetes werden die Inselzellen der Bauchspeicheldrüse (des Pankreas) durch eine Entzündung zerstört. Insulin kann nicht mehr vom Körper gebildet werden. Der Betroffene bleibt lebenslang auf Insulininjektionen angewiesen. Wie Sie dies ohne große Probleme in Ihrem Alltag durchführen können, haben wir Ihnen in den vorangegangenen Kapiteln näher gebracht.

Es gibt aber immer wieder Menschen, bei denen die Insulintherapie trotz großer Anstrengungen nicht zufriedenstellend verläuft oder bei denen nach oft jahrzehntelang bestehendem Diabetes schwere Folgeerkrankungen, z. B. eine dialysepflichtige Niereninsuffizienz, aufgetreten sind. Viele andere Betroffene haben die Hoffnung, dass ihr Diabetes irgendwann geheilt werden kann und sie nicht mehr mit KE und Insulineinheiten rechnen müssen.

In diesem Abschnitt sollen drei Verfahren vorgestellt werden, durch die Diabetiker prinzipiell wieder mit körpereigenem Insulin versorgt werden können.

1. Pankreastransplantation (Verpflanzung einer Bauchspeicheldrüse eines verstorbenen Organspenders)

Grundsätzlich ist allen Transplantationsverfahren gemeinsam, dass der Körper des Empfängers daran gehindert werden muss, das verpflanzte Organ abzustoßen. Hierzu muss das Immunsystem des Empfängers mit Medikamenten abgeschwächt werden. Neben der kurzfristigen Belastung durch die Operation (die Transplantation selbst) muss der Empfänger lebenslang regelmäßig Medikamente mit z. T. gravierenden Nebenwirkungen einnehmen. Diese sogenannten Immunsuppressiva, die in einer Kombination von meist 2 bis 3 Wirkstoffen eingenommen werden, führen zu einer größeren Anfälligkeit gegen Infektionskrankheiten mit seltenen Erregern oder zu einem schwereren Verlauf bei sonst banalen Infektionen. Nach einigen Jahren erhöht sich das Risiko für Hauttumoren und Lymphzellkrebs. Die Blutspiegel der Medikamente müssen in engen Abständen kontrolliert werden, da diese Medikamente z. T. wiederum andere Organe, vor allem die Niere, schädigen können. Einige der Medikamente verringern die Wirksamkeit von Insulin (z. B. Kortison) oder senken die Insulinproduktion. So entwickelt ein Teil der Menschen, die sich als Nichtdiabetiker einer Organtransplantation unterziehen mussten, nach der Transplantation einen Diabetes mellitus.

Daraus folgt, dass die Transplantation, wenigstens mit den heute zur Verfügung stehenden Medikamenten, keine echte Heilung darstellen kann. Die Abhängigkeit von Insulin wird gegen die Abhängigkeit von abwehrunterdrückenden Medikamenten eingetauscht. Diabetes ist eine Krankheit, die nicht unmittelbar lebensbedrohend ist und die sich gut medikamentös behandeln lässt. Ärzte und die meisten Betroffenen schätzen das Gesundheitsrisiko durch eine Transplantation höher ein als durch den Diabetes selbst.

Bei einer schweren Niereninsuffizienz mit der Notwendigkeit einer Blutwäsche (Dialyse) raten Ärzte in der Regel zu einer Nierentransplantation. Die gleichzeitige Pankreas- und Nierentransplantation ist bei Typ-1-Diabetikern der alleinigen Nierentransplantation überlegen. Hierbei werden nicht mehr Medikamente benötigt als bei alleiniger Nierentransplantation. 78 % aller Pankreastransplantationen erfolgen simultan mit der Nierentransplantation. Ca. 15 % finden nach einer Nierentransplantation zu einem späteren Zeitpunkt statt. Hierbei erhält man Organe von zwei verschiedenen Spendern (die Niere meist als Lebendspende von einem nahen Angehörigen).

Das Risiko des operativen Eingriffs ist bei der Pankreastransplantation größer als bei Nierentransplantation allein. 5 % aller simultan transplantierten Patienten sterben im ersten Jahr nach der Operation. Die Hauptgefahren sind eine schlechte Organdurchblutung und narbige Verengungen des Bauchspeicheldrüsenganges, die zu einer oft schwer verlaufenden Bauchspeicheldrüsenentzündung führen können.

Nach einem Jahr können ca. 80 % der Pankreastransplantierten ohne Insulininjektionen leben, nach 5 Jahren ca. 60 %. Bei erfolgreich transplantierten Diabetikern bilden sich z. T. Folgeschäden zurück. Eine Wahrnehmungsstörung für Unterzuckerungen bessert sich meist deutlich. Das Risiko für schwere Unterzuckerungen sinkt auf nahezu Null. Andere Erkrankungen, vor allem Nervenstörungen, bessern sich in der Regel teilweise. Vor allem durch die Nierentransplantation sinkt das Risiko für Herz- und Kreislauferkrankungen. Simultan transplantierte Patienten haben gegenüber nur Nierentransplantierten ein noch geringeres Risiko für Herzinfarkt oder Schlaganfall.

2. Inselzelltransplantation

Bei der Inselzelltransplantation werden aus der Bauchspeicheldrüse Verstorbener in einem Reinigungsverfahren die eigentlichen Inselzellen isoliert und ohne Operation in die Leber des Empfängers gespritzt. Das Verfahren ist also wesentlich weniger belastend als die Pankreastransplantation. Es wird deshalb vor allem bei bereits nierentransplantierten Diabetikern, die eine schwere Operation nicht gut überstehen würden, eingesetzt und hat immer noch experimentellen Charakter.

Ein großes Problem stellt das Reinigungsverfahren dar, da hierbei über ⅔ der Inselzellen verloren gehen und der Rest eine längere Zeit ohne Durchblutung überleben muss. Deshalb müssen beim bisherigen Verfahren nach einem Jahr ca. 90 % der Transplantierten wieder Insulin spritzen, meist jedoch deutlich weniger als vor der Transplantation.

Grundsätzlich werden die Inselzellen genauso abgestoßen wie transplantierte Organe. Das heißt, dass man die gleichen Medikamente zur Immunsuppression benötigt.

Die aktuelle Forschung auf diesem Gebiet konzentriert sich darauf, eine größere Menge Inselzellen (von mehreren Spendern) zu transplantieren sowie das Reinigungsverfahren und die Zusammensetzung der immunsuppressiven Medikamente so zu optimieren, dass ein größerer Anteil der Betroffenen auf Insulininjektionen verzichten kann. Nach den Daten einer ersten Studie braucht nur noch ca. die Hälfte der Transplantierten Insulin.

Ein weiterer Schwerpunkt der Forschung besteht darin, eine Toleranz des Empfängers gegen fremdes Gewebe auszulösen. Falls es gelingt, immunsuppressive Medikamente überflüssig zu machen, wäre die Inselzelltransplantation eine gute therapeutische Option ohne großes Risiko für Menschen mit ausgeprägten Problemen in der Insulineinstellung.

3. Stammzelltherapie

Ganz ohne Immunsuppressiva wäre auch die Transplantation von Bauchspeicheldrüsengewebe oder Inselzellen, die mit Hilfe von eigenen Stammzellen gezüchtet werden, durchführbar. Das Verfahren könnte, falls notwendig, wiederholt werden. Allerdings steckt die Forschung zu diesem Thema noch in den Anfängen.

19.5.2 Die künstliche Bauchspeicheldrüse

Seit mehr als zwanzig Jahren arbeiten Forschergruppen weltweit an der Herstellung eines mechanischen Geräts, das die Messung der Blutglukose und die bedarfsgerechte Injektion von Insulin ermöglicht. Etliche damit zusammenhängende Probleme sind inzwischen gelöst.

Es gibt Messgeräte, die über eine in der Unterhaut liegenden Nadel kontinuierlich die Glukose bestimmen (CGM). Diese Messwerte werden auf ein z. B. außen an der Kleidung befestigtes Gerät oder eine Insulinpumpe übertragen (➤ 4.2 und ➤ 11.6). Es ist aber eine Eichung mit Hilfe „normaler" Blutzuckermessungen notwendig. Alle 5–7 Tage ist der Wechsel der Sensornadel nötig. Schon heute kann man sagen, dass diese Geräte neue Erkenntnisse über den Blutzuckerverlauf bei Diabetikern gebracht haben. Besonders nützlich scheint die Warnfunktion, falls sich die gemessenen Glukosewerte in Richtung Hypoglykämie bewegen. Seit 2010 ist eine Insulinpumpe mit automatischer Abschaltfunktion verfügbar. Sie stoppt die Insulinzufuhr, wenn der mit ihr verbundene Glukosesensor zu niedrige Werte misst (➤ 11.6).

Insulinpumpen geben in feinen Dosisabstufungen kontinuierlich Insulin in das Unterhautfettgewebe ab. Sie ermöglichen rasche und fein abgestimmte Dosisänderungen.

Könnte man also einen kontinuierlich messenden Sensor mit einer Pumpe in Verbindung bringen, die das Insulin bedarfsgerecht automatisch abgibt, hätte man eine künstliche Bauchspeicheldrüse. Das ideale Gerät wäre dazu noch wartungsfrei, unsichtbar innerhalb des Körpers zu tragen und ließe den Betroffenen komplett vergessen, dass er Diabetiker ist.

Leider sind aber noch einige Probleme auf dem Weg dorthin ungelöst:

- Die Sensornadel muss alle 5 bis 7 Tage neu in das Unterhautfettgewebe eingestochen werden.
- Die Sensoren benötigen mehrfach täglich herkömmliche Kontrollmessungen, da die Messqualität des Sensors nachlässt und er neu kalibriert werden muss.

- Es gibt noch kein zuverlässiges Computerprogramm, das ausreichend rasch und fein abgestimmt Dosisanpassungen an der Pumpe vornimmt. Zum Beispiel weiß ein Computerprogramm nicht, wann man mit dem Essen beginnt. Es kann nur im Nachhinein auf die erhöhten Blutzuckerwerte reagieren.
- Die Pumpe gibt das Insulin in das Unterhautfettgewebe ab. Von dort kommt es erst mit einiger Verzögerung zum Wirkort, der Leber. Implantierte Pumpen, die wie die Bauchspeicheldrüse selbst Insulin in die Pfortader direkt zur Leber abgeben, befinden sich im Experimentalstadium.
- Bei einem ganz in den Körper eingepflanzten System wäre zu lösen, wie die chemischen Hilfsstoffe für die Glukosemessung erneuert bzw. abgeführt werden könnten. Außerdem wäre der Insulinnachschub für die Pumpe zu regeln.

Immerhin gibt es Insulinpumpen, die dem Betroffenen ganz konkrete Dosierungsvorschläge für den Bolus aufgrund der Ergebnisse herkömmlicher Blutzuckermessungen machen (➤ 11). Diabetiker, die sich versuchsweise auf diese Vorschläge verlassen, erzielen nach einer gewissen Lern- und Einstellungsphase ziemlich normale Blutglukosewerte.

KAPITEL

20 Anhang

20.1 Antworten zu den Lernkontrollfragen

Kapitel 2 „Was ist Diabetes?"

1. – Die Anzeichen des Diabetes mellitus sollen beseitigt werden.
   – Die möglichen Folgeschäden des Diabetes mellitus sollen verhindert werden.
   – Das diabetische Koma soll vermieden werden.
2. Z. B. so: Die Blutzuckerregulation ist gestört, sodass der Blutzucker zu hoch liegt.
3. Übelkeit, Erbrechen, Bauchschmerzen, Muskelschwere, Azetongeruch des Atems, vertiefte und angestrengte Atmung, Schläfrigkeit, Austrocknung, im Blut bzw. im Urin sind viele Ketone nachweisbar, der Blutzucker ist hoch.
4. in der Bauchspeicheldrüse (Beta-Zellen)
5. Insulin senkt den Blutzucker
6. a)
7. Azeton bzw. Ketone
8. kurzwirkendes Insulin spritzen, viel Wasser trinken

Kapitel 3 „Der HbA1c-Wert"

1. d)
2. b)

Kapitel 4 „Stoffwechselselbstkontrolle"

1. viermal täglich: vor den 3 Hauptmahlzeiten und vor dem Schlafengehen
2. - bei Fieber.
   - bei Übelkeit und/oder Erbrechen und/oder Bauchschmerzen
   - wenn der Blutzucker mehrfach über 240 mg/dl liegt
   - vor dem Sport, falls der Blutzucker hoch ist
3. Bei Krankheit, Sport, auf Reisen, in jeder unsicheren Situation, vor allem bei Verdacht auf Unterzuckerung oder Stoffwechselentgleisungen.
4. bei 180 mg/dl
5. Der BZ liegt dann unter der Nierenschwelle (unter 180 mg/dl).
6. Hungersituation/Fettabbau bei Gewichtsabnahme.
7. - unsaubere Hände (z. B. zuckerhaltige Getränke, Obst, Zucker, Creme)
   - Verwendbarkeitsdatum der Teststreifen ist überschritten.
   - feuchte Hände
   - zu hohe oder zu niedrige Umgebungstemperatur beim Messen

Kapitel 5 „Insulinlagerung, Spritztechnik und Injektionshilfen"

1. a)
2. b)
3. a), b), c), d)
4. b), c)
5. b)
6. b)
7. um Hautveränderungen vorzubeugen
8. in der Innentasche der Kleidung am Körper tragen
9. Kühltasche benutzen oder mit Styropor isolieren

Kapitel 6 „Welche Nahrungsmittel erhöhen den Blutzucker?"

1. b)
2. b)
3. c)
4. b), d)

Kapitel 6 „Getränke"

1. 2 Gläser
2. am Abend nichts, Blutzuckerkorrektur frühestens am nächsten Morgen
3. ja
4. Der Zucker ist restlos zu Alkohol vergoren.
5. b)

Kapitel 7 „Grundlagen der Insulintherapie"

1. c)
2. b)
3. a), b)
4. b)

Kapitel 8 „Dosierung des kurzwirkenden Insulins"

1. 2 Einheiten
2. 8 Einheiten
3. c)
4. b)
5. a) gar nicht, sondern erst mittags
   b) mit der entsprechenden Korrekturzahl korrigieren

Kapitel 8 „Dosierung des Verzögerungsinsulins"

1. b)
2. Einfachste Lösung: Entsprechend 8 Einheiten Normalinsulin Kohlenhydrate essen bzw. trinken und 8 Einheiten Verzögerungsinsulin spritzen.

3. b) Gar nichts spritzen. Nachts den Blutzucker testen und bei massivem Blutzuckeranstieg korrigieren und halbe Dosis nachspritzen.
4. Spritzfehler am Morgen? Am Vormittag/Mittag mehr Bewegung als sonst? Wenn diese Gründe nicht zutreffen, ist die Wirkung Ihres Basisinsulins zu dieser Tageszeit zu stark. Bei Verwendung von NPH-Insulin senken Sie die Dosis um 10 % ab. Bei Verwendung von Lantus sollten Sie für ähnliche Situationen zusätzliche KE ohne Berechnung einplanen.
5. c)

Kapitel 8 „Verhalten in besonderen Situationen"

1. b), d)
2. Verzögerungsinsulin: im Rahmen von 10–20 % der bisherigen Dosis erhöhen, kurzwirkendes Insulin: KE-Faktoren in Stufen von 0,5 Einheiten erhöhen, Korrekturregel verschärfen.
3. alles richtig
4. b)
5. a)

Kapitel 9 „Behandlung einer schweren Stoffwechselentgleisung"

1. 20 % der gesamten Tagesinsulinmenge.
2. a)
3. alle 2 Stunden
4. d)
5. b)

Kapitel 10 „Unterzuckerung"

1. Das müssen Sie selbst wissen und mit Hilfe von Blutzuckertests ab und zu prüfen, denn die Symptome können sich verändern. Fast alle Diabetiker werden in einer Unterzuckerung langsamer.
2. Allgemein können folgende Symptome vorkommen:
   a. Durch hormonelle Gegenregulation: Schweißausbruch, Zittern, Herzklopfen, Heißhunger, Kribbeln im Mundbereich, Sehstörungen, Taumeligkeit, Angst.

b. Durch Zuckermangel im Gehirn: Bewegungsstörungen, Schwindel, Sprachstörungen, Denkstörungen, Verständnisschwierigkeiten beim Zuhören und Lesen, Menschen und Umgebung werden als fremd erlebt, Unkonzentriertheit, Verwirrtheit, Gereiztheit, Aggressivität, clownhaftes Verhalten, Albernheit, negative Stimmungen (traurig, ängstlich, wütend).

3. 4–6 Täfelchen Traubenzucker essen (20–30 g)
4. 2 Täfelchen Traubenzucker
5. Sofort anhalten, Traubenzucker essen, testen; falls es eine Unterzuckerung war: eine halbe Stunde warten, bis Wahrnehmung und Konzentration wieder völlig hergestellt sind, und erst dann (mit angehobenem Blutzucker) weiterfahren. Diabetiker sollten als Verkehrsteilnehmer, insbesondere als Autofahrer, Unterzuckerungen unbedingt vermeiden!
6. Wie Sie in einer starken Unterzuckerung reagieren können; was er/sie dann am besten tun kann; wie er/sie Glukagon spritzen kann.
7. Mindestens eine Vertrauensperson über das Risiko von Unterzuckerungen und richtige Maßnahmen aufklären; informieren, wo Sie Ihren Traubenzucker haben (immer am selben Platz!).

Kapitel 12 „Sport und körperliche Aktivität"

1. c)
2. a)
3. a), d)
4. a), b), c)
5. d), e)
6. a), c)

Kapitel 16 „Fußpflege"

1. a)
2. b)
3. b)
4. c)
5. d), e)
6. c)
7. a), e)

20.2 Nachwort

Liebe Leserin, lieber Leser,
haben Sie sich durchgearbeitet? Hoffentlich war es für Sie nicht nur Anstrengung oder gar Langeweile. Sie haben sicher gemerkt, dass Sie vieles schon wussten und so ähnlich gemacht haben, wie wir es empfehlen. Manches war vielleicht neu für Sie oder ungewohnt, und Sie zögern noch, ob Sie es für sich übernehmen wollen. Zweifel sind immer gerechtfertigt, denn Sie müssen schließlich damit zurechtkommen, wenn Sie etwas verändern. Am besten, Sie probieren eine Empfehlung einige Male aus und entscheiden dann, wie es für Sie am besten ist. Am meisten würden wir uns freuen, wenn wir Ihnen dazu Mut gemacht haben; wenn Sie unser Buch wirklich als Werkzeug benutzen, um Ihr Leben mit dem Diabetes so konfliktfrei wie möglich zu gestalten. Ganz ohne Konflikte geht es fast nie, und deswegen ist jeder manchmal wegen des Diabetes bedrückt. Wenn man aber gut Bescheid weiß, wie man Diabetesprobleme im Alltag lösen kann, findet man meist bald wieder zu Routine und Gelassenheit zurück.
Wir wünschen Ihnen auf diesem Wege alles Gute!

20.3 Literaturhinweise

Weiterführende Bücher

Ernährung

Kalorien mundgerecht. (ohne Autorenangabe). 14., komplett überarbeitete Auflage. Heidelberg: Umschau Buchverlag 2010

Worm, N., Muliar, D.: **Low Carb.** Kohlenhydrate einschränken – schlank werden – besser leben – schnell und sicher abnehmen. Landsberg: riva-Verlag 2011

Insulinpumpe

Thurm, U., Gehr, B.: **CGM- und Insulinpumpenfibel oder: Bei dir piept's ja.** Mainz: Kirchheim 2011

Lohmüller-Wiegelmann, G.: **Pumpentherapie. Handbuch für Anwender und ihre Berater.** 2., komplett überarbeitete Auflage. Mainz: Kirchheim 2006

Schwangerschaft

Kleinwechter, H., Schäfer-Graf, U., Mäder, U.: **Der große Schwangerschafts-Ratgeber für Diabetikerinnen.** Stuttgart: Trias Verlag 2004

Kuhn, B.: **Diabetes, Schwangerschaft und Kinderglück. Ein Ratgeber für Diabetikerinnen**. Mainz: Kirchheim 2004

Seelische Aspekte

Hirsch, A.: **Diabetes ist meine Sache. Hilfen zum Umgang mit Angst, Wut und Traurigkeit.** 2. Auflage. Mainz: Kirchheim 2001

Paust, R., Ellebracht, H.: **Selbstbewußt mit Diabetes: Motivation, Selbstvertrauen, Kraftquellen.** Mainz: Kirchheim 2004

Spezielle Aspekte

Verband der Diabetesberatungs- und Schulungsberufe in Deutschland e. V. (VDBD): **VDBD – Praktische Anleitung zur Injektion bei Diabetes mellitus mit dem Pen, 2012.**

www.vdbd.de/Verband/PM_109_VDBD_Leitfaden_Insulininjektion_LHR.pdf

Thurm, U., Gehr, B.: **Diabetes- und Sportfibel.** 3., aktualisierte und erweiterte Auflage. Mainz: Kirchheim 2009

Grüßer, M., Jörgens, V.: **Mein Buch über den hohen Blutdruck.** 7. Auflage. Mainz: Kirchheim 2008

Staib, G.: Diabetes: **So bleiben Ihre Nieren gesund.** Stuttgart: Trias Verlag 2003

Ebert, O.: **Das Diabetes-Rechtsfragen-Buch.** Mainz: Kirchheim 2008

Carr, A.: **Endlich Nichtraucher!** Aktualisierte und überarbeitete Auflage. München: Goldmann 2012

Geue, B.: **Therapieziel: Gesundheit.** Heidelberg: Springer 1990

Zeitschriften

Diabetes-Journal. Offizielles Organ des Deutschen Diabetiker Bundes, Monatszeitschrift. Mainz: Kirchheim

Insuliner. Zeitschrift der „Insuliner" (bundesübergreifende Selbsthilfegruppe ohne Verein/Satzung). Vierteljährlich. Bezug: Insuliner-Verlag, Vor dem Dickenhahn 25, 56472 Dreisbach

Subkutan. Mitgliederzeitschrift der Landesverbände Berlin, Brandenburg, Bremen, Hessen, Nordrhein-Westfalen, Rheinland-Pfalz, Sachsen-Anhalt, Schleswig-Holstein, Thüringen im Deutschen Diabetiker Bund. Zweimonatlich. Mainz: Kirchheim

Diabetes Ratgeber. Apothekenzeitschrift des Wort und Bild-Verlages. Monatlich. Wort & Bild Verlag Konradshöhe GmbH & Co. KG

20.4 Wichtige Adressen

diabetesDE

Bundesgeschäftsstelle
Reinhardstr. 14
10117 Berlin
Tel.: 030/20 16 770
www.diabetesde.org

Deutscher Diabetiker Bund e. V.

Bundesgeschäftsstelle
Goethestr. 27
34119 Kassel
Tel.: 05 61/70 34 77–0
www.diabetikerbund.de

Insuliner

Vor dem Dickenhahn 25
56472 Dreisbach
Tel.: 02661/917 66 44

IDAA Deutschland e. V.

c/o Ulrike Thurm
Seebadstr. 106
12621 Berlin
www.idaa.de
thurm@idaa.de

Arbeitskreis der Pankreatektomierten e. V.

Haus der Krebs-Selbsthilfe
Thomas-Mann-Str. 40
53111 Bonn
Tel.: 02 28/33 88 9–251/252
www.adp-bonn.de

Diabetes-Kids.de

Michael Bertsch
Sudentenring 60
63303 Dreieich
Tel.: 06103/371
webmaster@diabetes-kids.de

Dianino

Stiftung Dianino
Obere St. Leonhardstr. 32
88662 Überlingen
www.stiftung-dianino.de

Verband der Diabetes Schulungs- und Beratungsberufe in Deutschland e. V. (VDBD)

Am Eisenwald 16
66386 St. Ingbert
Tel. 06894/5 90 83 13
www.vdbd.de

Insulin zum Leben

Heidrun Schmidt-Schmiedebach
Tel.: 07222/200 972
www.insulin-zum-leben.de

20.5 Diabetes-Links

Hier finden Sie eine Sammlung von Links zu Seiten im Internet (www), die das Thema Diabetes behandeln.

www.ag-fuß-ddg.de
www.deutsche-diabetes-gesellschaft.de
www.diabetesde.org
www.diabetes-forum.com
www.diabetes-heute.uni-duesseldorf.de
www.diabetes-psychologie.de
www.diabetesgate.de
www.diabetesindex.de
www.diabetes-news.de
www.diabetes-und-recht.de
www.diabetikerbund.de
www.diabsite.de
www.idaa.de
www.insuliner.de

Internationale Seiten

www.diabetes.org.uk (England)
www.diabetes.org (USA)
www.childrenwithdiabetes.com (USA)
www.clinidiabet.com (Spanien)
www.fundaciondiabetes.org (Spanien)
www.afd.asso.fr (Frankreich)
www.aktive-diabetiker.at (Österreich)

Register